Verhaltenssüchte – Pathologisches Kaufen, Spielsucht und Internetsucht

Fortschritte der Psychotherapie
Band 70

Verhaltenssüchte – Pathologisches Kaufen, Spielsucht und Internetsucht

Prof. Dr. Dr. Astrid Müller, Dr. Klaus Wölfling, Dr. Kai W. Müller

Astrid Müller
Klaus Wölfling
Kai W. Müller

Verhaltenssüchte – Pathologisches Kaufen, Spielsucht und Internetsucht

hogrefe

Prof. Dr. med. Dr. phil. Astrid Müller, geb. 1963. Seit 2011 Leitende Psychologin und seit 2015 außerplanmäßige Professorin an der Klinik für Psychosomatik und Psychotherapie der Medizinischen Hochschule Hannover. Forschungsschwerpunkte: Verhaltenssüchte, Essstörungen und Adipositas.

Dr. sc. hum. Klaus Wölfling, geb. 1971. Seit 2008 Psychologische Leitung der Ambulanz für Spielsucht an der Klinik für Psychosomatische Medizin und Psychotherapie der Universitätsmedizin Mainz und dort seit 2016 kommissarische Leitung des Schwerpunkts Medizinische Psychologie und Medizinische Soziologie. Forschungsschwerpunkte: Ätiologie und Behandlung der substanzungebundenen Suchterkrankungen, neurowissenschaftliche Korrelate von Suchterkrankungen, Wirksamkeitsforschung von Psychotherapie.

Dr. rer. physiol. Kai W. Müller, geb. 1979. Seit 2008 wissenschaftlicher und klinischer Mitarbeiter in der Ambulanz für Spielsucht der Klinik für Psychosomatische Medizin und Psychotherapie der Universitätsmedizin Mainz. Forschungsschwerpunkte: Diagnostik von Verhaltenssüchten sowie der Identifizierung von spezifischen Risikofaktoren, Wirksamkeitsforschung psychotherapeutischer Verfahren bei Internet- und Glücksspielsucht.

Bibliografische Information der Deutschen Nationalbibliothek
Die Deutsche Nationalbibliothek verzeichnet diese Publikation in der Deutschen Nationalbibliografie; detaillierte bibliografische Daten sind im Internet über http://dnb.dnb.de abrufbar.

Hogrefe Verlag GmbH & Co. KG
Merkelstraße 3
37085 Göttingen
Deutschland
Tel. +49 551 999 50 0
Fax +49 551 999 50 111
verlag@hogrefe.de
www.hogrefe.de

Satz: Beate Hautsch, Göttingen
Druck: Media-Print Informationstechnologie GmbH, Paderborn
Printed in Germany
Auf säurefreiem Papier gedruckt

1. Auflage 2018

(E-Book-ISBN [PDF] 978-3-8409-2427-9; E-Book-ISBN [EPUB] 978-3-8444-2427-0)
ISBN 978-3-8017-2427-6
http://doi.org/10.1026/02427-000

Inhaltsverzeichnis

Karten

Vorwort

Substanzungebundene Abhängigkeitserkrankungen rücken in den letzten Jahren immer mehr in den Fokus wissenschaftlicher Untersuchungen. Folglich fanden die sogenannten Verhaltenssüchte 2013 auch Eingang in die 5. Auflage des Diagnostischen und Statistischen Manuals für Psychische Störungen (DSM-5) (APA, 2013). Bislang wird allerdings nur die „Gambling Disorder" als eigenständiges Krankheitsbild im Kapitel der Suchterkrankungen „Substance-Related and Addictive Disorders" geführt. Kaufsucht und Internetsucht fanden hingegen noch keinen Eingang in das Klassifikationssystem. Lediglich die „Internet Gaming Disorder" – eine spezifische Subform der Internetsucht – wird als vorläufige Forschungsdiagnose im Anhang des DSM-5 gelistet.

Obgleich der akademische Diskurs um das Konzept und die passende nosologische Einordnung von Verhaltenssüchten anhält, besteht zunehmend Einigkeit darüber, dass es sich um relevante psychische Störungen handelt, die den substanzungebundenen Abhängigkeitserkrankungen zugerechnet werden können.

Zwar verdeutlicht die aktuelle Studienlage, dass es sich bei den Verhaltenssüchten um relativ häufige und auch behandlungsbedürftige Störungsbilder handelt. Gleichwohl ist die Versorgungslage immer noch sehr lückenhaft, weswegen die Betroffenen in der Regel unverhältnismäßig lange nach einem Therapieplatz suchen müssen. Das vorliegende Buch soll dazu beitragen, diese Lücke zu schließen, indem es sich den folgenden spezifischen Verhaltenssüchten widmet: dem pathologischen Kaufen, der Spielsucht und der Internetsucht. Für diese drei Verhaltenssüchte scheint in der Bevölkerung eine besonders hohe Gefährdung zu bestehen. In diesem Band werden nach einem allgemeinen Teil störungsspezifische kognitiv-behaviorale Therapieansätze vorgestellt, die sich als praktikabel und wirksam erwiesen haben.

Hannover und Mainz, Frühjahr 2018

Astrid Müller, Klaus Wölfling
und Kai W. Müller

1 Beschreibung der Störungen

Fallbeispiel: Pathologisches Kaufen – Frau A. (35 Jahre)

Frau A. erscheint auf Anraten einer Freundin zum ersten Termin in der Ambulanz, sie scheint völlig aufgelöst zu sein und weint. Letzten Monat habe der Ehemann von Frau A. nach 10 Jahren Ehe die Scheidung eingereicht, weil sie ihn bezüglich ihrer Einkäufe belogen, Rechnungen sowie Mahnungen ignoriert und Einkäufe versteckt habe. Durch ständiges Einkaufen habe sie eine Verschuldung im fünfstelligen Bereich verursacht. Ihr Kaufverhalten sei in den letzten Jahren völlig entgleist. Sie habe vor allem im Internet zahllose Bestellungen getätigt und ca. zwei- bis dreimal pro Woche Kleidung, Schuhe usw. für sich oder ihre Kinder bestellt, weit mehr als sie und die Kinder gebraucht hätten, und obwohl sie schon längst das Geld dafür nicht mehr hatte. Während des Aussuchens und Bestellens habe sie sich gefreut, sei ganz aufgeregt gewesen, und sie habe sich und den Kindern eine Freude bereiten wollen. Kaufen sei oft das Einzige, was sie entspanne, beruhige oder von Problemen ablenke. Frau A. glaubt, dass sie die vielen Kleidungsstücke vielleicht auch gekauft habe, um anderen zu imponieren. Dabei habe sie die meisten Kleidungsstücke im Schrank liegenlassen, anstatt sie zu anzuziehen, zum Teil noch mit Preisschildern versehen. Die Einkäufe habe sie ab einem bestimmten Punkt wegen des schlechten Gewissens und der Schuldgefühle und vor allem wegen der finanziellen Probleme verheimlicht. Manchmal habe sie nicht mal mehr die Strom- und Gasrechnungen begleichen können. Sie habe mitunter sogar heimlich auf den Namen von Familienangehörigen Bestellungen ausgelöst, nur um etwas zu bestellen, und dann habe sie die Waren nicht bezahlen können. Die mit der Kaufsucht verbundenen Lügen haben dazu geführt, dass sowohl ihre Eltern als auch ihre Geschwister und nun auch ihr Ehemann mit ihr gebrochen haben.

Fallbeispiel: Glücksspielsucht – Herr D. (28 Jahre)

Herr D., ein im Vertrieb eines bundesweit agierenden Unternehmens Angestellter, sucht auf eigene Initiative in Begleitung seines Bruders in der Ambulanz für Spielsucht Hilfe wegen seines exzessiven, für ihn nicht mehr kontrollierbaren Glücksspielverhaltens. Der Patient berichtet, seit etwa 7 Jahren an gewerblichen Spielautomaten zu spielen. Zum letzten Mal habe er am Vortag gespielt und dabei fast den gesamten Lohn, den er an diesem Tag erhalten habe, in einer einzigen Spielsession verloren. Sein Spielverhalten habe über die Jahre an Intensität gewonnen; öfters habe er schon versucht, das Spielen selbstständig einzuschränken, nie sei ihm das längerfristig gelungen. Immer wieder habe er sich auch kleinere Geldbeträge von Verwandten, Freunden und Bekannten geliehen, die er zumeist nicht zurückzahlen konnte. So hätten sich vor allem in seiner Familie viele kleinere Konflikte aufgrund seines Spielverhaltens ergeben. Besonders belaste ihn aber, dass er auch seine Partnerin über das Ausmaß seines Spielverhaltens belüge. Etwa 14 Tage bevor er Hilfe suchte, hätte er 3.000 Euro aus einem Kredit, den er für einen gemeinsamen, lange geplanten Urlaub mit seiner Partnerin aufgenommen hätte, innerhalb von wenigen Tagen verspielt. Ursprünglich sollte dieser Urlaub zur „Versöhnung und Wiedergutmachung" für sein schlimmes Verhalten dienen. Dieser Umstand habe ihn erschreckt, er habe mit sich gerungen, einen weiteren Kredit aufzunehmen, um den Sachverhalt verheimlichen zu können, sich aber doch entschlossen, seiner Partnerin „reinen Wein einzuschenken". Aufgrund der großen Enttäuschung, die er seiner Partnerin zugefügt habe, hätte er sich so schlecht gefühlt, dass er nun bereit sei, endlich etwas gegen seine Spielsucht zu unternehmen. Seitdem er „reinen Tisch" gemacht habe, sei er nun auch nicht mehr so sehr gedanklich vom Glücksspiel eingenommen wie früher, trotzdem habe er unerklärlicherweise zuletzt den Lohn für den gesamten Monat verspielt. Angefangen habe alles mit zunächst sporadischen Besuchen in der örtlichen Spielothek seines Heimatortes. Zusammen mit seinen Freunden aus der Jugendzeit hätten sie sich dort die Zeit vertrieben und auf kleinere Gewinne gehofft. Nach und nach sei er jedoch auch allein in Spielstätten gegangen und habe mit immer größeren Einsätzen gespielt. Als er seine Partnerin vor drei Jahren kennenlernte sei er aus heutiger Sicht „bereits hoffnungslos dem Spiel verfallen" gewesen. Getraut hätte er sich aber die ganze Zeit nicht, seiner Freundin die Sucht zu offenbaren, weil er Angst hatte, sie zu verlieren. So sei es immer wieder zu Beziehungskrisen gekommen, die aus Streits und seiner gereizten Art entstanden seien, nachdem er im Spielcasino verloren hätte. Insgesamt würden sich seine Schulden mittlerweile auf etwa 17.000 Euro belaufen, die zum Teil bei der Bank bestünden, aber auch bei den Eltern und Bekannten wären Summen zu begleichen. Er wisse nun nicht mehr weiter, weil er durch den verlorenen Monatslohn „vor dem Nichts" stehe und noch mehr Angst habe, seine Partnerin zu verlieren.

Fallbeispiel: Internetsucht – Herr B. (24 Jahre alt)

„Ich habe in den letzten drei Jahren meines Lebens eigentlich gar kein Leben im engeren Sinne geführt. Ich weiß aber noch, wie sich ein richtiges Leben anfühlt – und dieses Gefühl möchte ich wiederhaben", lautet die Eröffnung des alleinstehenden Studenten der Biologie im Erstgespräch. Dieser stellt sich aufgrund exzessiver Nutzungszeiten von Online-Computerspielen von durchschnittlich neun Stunden pro Tag in einer Spezialsprechstunde vor. Im Verlauf des Gesprächs schildert er, dass er zu Beginn des Studiums nach dem Umzug in eine neue Stadt damit begonnen habe, ein damals sehr beliebtes Online-Rollenspiel zu spielen. Er habe vornehmlich gespielt, um sich in dieser Zeit des Umbruchs und der Unwägbarkeiten, die seine neue Lebenssituation mit sich gebracht habe, von dem Alltagsstress abzulenken. Er erinnert sich, dass es ihm zum damaligen Zeitpunkt nicht gut gelungen sei, rasch neue soziale Kontakte zu knüpfen. Gleichzeitig habe sich der Kontakt zu seinem alten Freundeskreis immer stärker ausgedünnt, was ihn sehr bedrückt und zu Einsamkeitsgefühlen geführt habe. Im Spiel habe er hingegen schnell eine ganze Reihe neuer Bekanntschaften knüpfen können und insbesondere vor dem Hintergrund wenig zufriedenstellender Leistungen im Studium sei es ihm immer wichtiger geworden, im Spiel immer größere Erfolge verbuchen zu können. Die Nutzungszeiten hätten sich schnell gesteigert und bald ein exzessives Ausmaß angenommen. Er habe begonnen, Seminare zu versäumen und immer weniger Zeit für die Vorbereitung auf Klausuren zu verwenden, was dazu geführt habe, dass er in immer mehr Kursen durchgefallen sei. Seinen Eltern habe er vorgespielt, dass er im Studium gut vorankomme, damit er von diesen weiter finanziell unterstützt werde, eine Lüge, die ihn zunehmend belastet habe. Nachts habe er selten Schlaf gefunden und sei immer häufiger „stumpf vor dem Bildschirm versackt“. Für den Zustand seiner Wohnung müsse er sich im Nachhinein schämen – diese sei im Laufe der Zeit immer unwohnlicher geworden und phasenweise nahezu vermüllt gewesen. Der Anruf seiner jüngeren Schwester, die gerade das Abitur gemacht hatte, sei der Anlass für die Vorstellung des Patienten in der Spezialsprechstunde gewesen. Diese wolle nun studieren und habe sich erkundigt, wie es in seiner Stadt sei, wie sich das Studentenleben gestalte und wie er die Uni fände. Er sei daraufhin mitten im Gespräch in Tränen ausgebrochen und habe seiner Schwester alles anvertraut. Diese habe ihn daraufhin besucht und ihm zu einer psychotherapeutischen Behandlung geraten.

1.1 Bezeichnungen

Pathologisches Kaufen

Pathologisches Kaufen hat noch keinen Eingang in eines der gängigen Klassifikationssysteme für psychische Störungen gefunden, obwohl es sich um ein schon lange bekanntes und durchaus häufiges Phänomen, das immensen Leidensdruck bei den Betroffenen und ihren Angehörigen verursacht, handelt.

Kraepelin (1909) beschrieb bereits vor einem Jahrhundert entgleistes Kaufverhalten in seinen Ausführungen zum „Impulsiven Irresein“ und wählte dafür den Begriff *Oniomanie*. Das Wort setzt sich aus zwei griechischen Wortbestandteilen zusammen. Dabei steht ωνιο für Kaufen und μανια für ausgeprägte Leidenschaft, Trieb oder den Zwang etwas zu tun. Im deutschsprachigen Raum werden inzwischen die Begriffe *pathologisches Kaufen* oder *Kaufsucht* am häufigsten verwendet, um das Störungsbild zu benennen. In der englischsprachigen Literatur wird meistens der Begriff *Compulsive Buying* benutzt. Diese Bezeichnung ist allerdings irreführend, da es sich eben nicht um pathologisches Verhalten im Sinne einer Zwangsstörung handelt. Andere englische Begriffe sind *Pathological Buying, Shopping Addiction* oder *Buying Disorder*. Die Vielzahl der Bezeichnungen spiegelt die verschiedenen theoretischen Ansätze und die bisherige Unsicherheit bezüglich der korrekten nosologischen Einordnung von pathologischem Kaufen wider. So gingen viele Autoren lange Zeit davon aus, dass es sich um eine Zwangsspektrumsstörung oder eine Impulskontrollstörung handelt. In letzter Zeit wird vermehrt auf die Ähnlichkeiten mit substanzgebundenen Abhängigkeitserkrankungen rekurriert, da rezente Studien zeigen konnten, dass für Abhängigkeitserkrankungen (z.B. Alkoholabhängigkeit) typische Muster auch bei Patienten mit pathologischem Kaufen nachweisbar sind. Gemäß diesem Ansatz werden im Folgenden die Bezeichnungen *Pathologisches Kaufen* und *Kaufsucht* präferiert und synonym verwendet.

Spielsucht

Pathologisches Spielen wurde erstmals mit Erscheinen der dritten Revision des Diagnostischen und Statistischen Manuals (DSM-III-R; APA, 1987) im angloamerikanischen Raum als psychische Diagnose eingeführt. Bereits seit den 1980er Jahren werden der gewählte Term, die dazugehörigen diagnostischen Kriterien und die Einordnung als Impulskontrollstörung wissenschaftlich, klinisch und aus der therapeutischen Perspektive kritisch diskutiert. Seit mehreren Jahrzehnten sind zudem die Bezeichnungen *Glücksspielsucht* bzw. *Spielsucht* in der Bevölkerung und in weiten Kreisen von Ärzten und Psychologen gebräuchlich. Auch heutzutage wird der Begriff Glücksspielsucht weit verbreitet verwendet. Dabei wird implizit auf die klinisch-phänomenologische Ähnlichkeit zwischen substanzgebundenen (z.B. Alkoholabhängigkeit) und substanzungebundenen Abhängigkeitserkrankungen hingewiesen. Mit der Veröffentlichung des DSM-5 (APA, 2013) wurde diese Sichtweise auf internationaler Expertenebene unterstützt. Die im Englischen neu benannte Störung *Gambling Disorder* wurde nicht wie bisher unter den Impulskontrollstörungen eingruppiert, sondern – eher der Suchthypothese folgend – im Kapitel „Störungen im Zusammenhang mit psychotropen Substanzen und abhängigen Verhaltensweisen“ (Substance-Related and Addictive Disorders) geführt.

Merke

Gambling Disorder (Störung durch Glücksspielen) wird im DSM-5 im Kapitel *Substance-Related and Addictive Disorders* (Störungen in Zusammenhang mit psychotropen Substanzen und abhängigen Verhaltensweisen) geführt.

Internetsucht

Internetsucht wurde bereits im Jahre 1998 durch Kimberly Young beschrieben und wird in der Literatur unter einer Vielzahl von unterschiedlichen Bezeichnungen geführt. *Internetsucht, exzessiver Konsum, problematische Internetnutzung* und *pathologisch-dysfunktionaler PC-Gebrauch* sind hierfür nur einige Beispiele. Ähnlich wie bei der Kaufsucht, verdeutlicht die Vielfalt unterschiedlicher Bezeichnungen, dass derzeit noch keine Einigkeit über die nosologische Klassifikation von Internetsucht erzielt wurde. So gehen manche Kliniker davon aus, dass es sich hier um eine Impulskontroll-, eine Zwangs- oder gar um eine Beziehungsstörung handelt, während andere die Ansicht vertreten, es handele sich lediglich um ein Symptom einer anderen zugrunde liegenden psychischen Erkrankung. Betrachtet man allerdings den derzeitigen Forschungsstand auf nüchterne Weise, so mehren sich die Anzeichen dafür, dass die Ähnlichkeiten zu Abhängigkeitserkrankungen sehr hoch sind. Gleichwohl findet sich in den gängigen Klassifikationssystemen noch kein Diagnoseschlüssel für das noch junge Störungsbild.

Merke

Es besteht vermehrter Konsens, pathologisches Kaufverhalten und exzessive Internetnutzung als Varianten aus dem Bereich der substanzungebundenen Abhängigkeitserkrankungen aufzufassen, was nahelegt, die Bezeichnungen *suchtartiges Kaufverhalten bzw. suchtartige Internetnutzung* oder *Kaufsucht* bzw. *Internetsucht* zu verwenden.

DSM-5: Internet Gaming Disorder

Seit 2013 hat jedoch die Computerspielsucht als weit verbreitete Variante internetsüchtigen Verhaltens Eingang in das DSM-5 (APA, 2013) gefunden und wird unter der Bezeichnung *Internet Gaming Disorder* (deutsch: Störung durch Spielen von Internetspielen) geführt. Dabei ist jedoch zu beachten, dass Internet Gaming Disorder nicht in das Hauptkapitel des DSM-5 aufgenommen wurde, sondern lediglich in den Anhang. Hier werden psychische Störungen aufgelistet, deren klinische Relevanz zwar nahe liegt, die jedoch noch einer weiteren empirischen Absicherung bedürfen, bevor über eine endgültige Aufnahme in das Hauptmanual entschieden wird.

Kritik gab es seitens der Befürworter der Internetsucht vor allem dahingehend, dass mit der Computerspielsucht lediglich eine Subform der Internetsucht berücksichtigt wurde. Andere Applikationen, die ebenfalls im Zusammenhang mit einer suchtartigen Nutzung diskutiert werden, wie etwa soziale

Netzwerke, Onlinesexangebote, Online-Spielportale oder Internetshoppingseiten, fallen somit nicht in den konzeptionellen Rahmen, der von der American Psychiatric Association definiert wurde.

1.2 Definition

Unwiderstehlicher Kaufdrang, Kontrollverlust und entgleister Warenkonsum

Charakteristisch für pathologisches Kaufen sind ein unwiderstehlich starker Kaufdrang, eine obsessive gedankliche Beschäftigung mit Kaufaspekten, Kontrollverlust beim Kaufen und daraus resultierender entgleister Warenkonsum. Letzterer ist weder am Bedarf noch an der finanziellen Situation orientiert. Pathologisches Kaufen geschieht also nicht zweckgebunden, sondern dient vielmehr der Kompensation von unangenehmen Gefühlszuständen. Im Zuge der wiederholten Kaufexzesse entstehen oder verstärken sich sowohl psychische und soziale als auch finanzielle Probleme.

Die bisherigen Definitionen von pathologischem Kaufen orientieren sich zumeist an den von Susan McElroy und Kollegen bereits 1994 postulierten diagnostischen Kriterien für *Compulsive Buying*. Diese Kriterien wurden in Anlehnung an die DSM-III-R-Kriterien (APA, 1987) für Impulskontrollstörungen, Zwangsstörungen, Substanzabhängigkeiten und pathologisches Spielen entwickelt. Sie sind als vorläufig zu betrachten, da bislang keine empirische Überprüfung stattgefunden hat.

Diagnostische Kriterien für pathologisches Kaufen in Anlehnung an McElroy et al. (1994)

1. Maladaptive, zwanghafte Beschäftigung mit Kaufen/Shoppen oder unangemessene Kaufimpulse, wobei mindestens eines der beiden folgenden Kriterien zutrifft:
   - Häufige Beschäftigung mit Kaufen oder Kaufimpulsen, die als unwiderstehlich, intrusiv und/oder sinnlos wahrgenommen werden.
   - Häufiger Konsum von unnötigen Waren, die man sich finanziell nicht leisten kann, die nicht genutzt werden oder häufiges Einkaufen über längere Zeitspannen als geplant.
2. Die zwanghafte gedankliche Beschäftigung mit Kaufen, die Kaufimpulse bzw. das Kaufverhalten führen zu Distress, sind zeitaufwendig, wirken sich störend auf soziale und berufliche Funktionen aus und resultieren in finanziellen Problemen (z. B. Verschuldung, Konkurs).
3. Die Kaufexzesse treten nicht ausschließlich im Verlauf hypomanischer oder manischer Episoden auf.

Anmerkung: Übersetzung der Kriterien durch die Autoren

Pathologisches Kaufen kann in Kaufhäusern, Fachgeschäften, Boutiquen, auf dem Trödelmarkt, über Verkaufs-TV-Kanäle, im Rahmen von Katalogbestellungen oder via Internet auftreten. Im klinischen Kontext fällt in den letzten Jahren eine Verlagerung von Offline- zu Online-Kaufsucht bzw. zu Mischformen auf. Dies ist nicht verwunderlich, wenn man bedenkt, dass der E-Commerce stetig zunimmt. Spezifische, auf das Kaufprofil der Konsumenten abgestimmte, interaktive digitale Marketingstrategien und die stete Verfügbarkeit, Erreichbarkeit und schier unendliche Vielfalt von Konsumgütern sowie die Möglichkeit, anonym und unbeobachtet zu jeder Tages- und Nachtzeit „browsen" zu können sind spezifische Aspekte des Internets, die Erwartungen beim Käufer provozieren und das Risiko für Kontrollverluste beim Kaufen erhöhen können. Möglicherweise handelt es sich bei Online-Kaufsucht lediglich um die mediale Translation von Offline-Kaufsucht. Allerdings lässt sich nicht ausschließen, dass es – zumindest bei manchen Betroffenen – hier eher um eine spezifische Subform von Internetsucht geht, bei der spezielle Internetnutzungsmotive, wie z. B. Anonymität, Erreichbarkeit und Vielfalt der Waren und die Erwartung einer schnellen Bedürfnisbefriedigung und prompten Emotionsregulation, bedeutsam sind.

Eine Spielsucht liegt vor, wenn Individuen chronisch und zunehmend die Fähigkeit verlieren, ihren Impulsen zu widerstehen, Glücksspiele zu tätigen. Bei (Glücks-)Spielsüchtigen ist das Glücksspiel zum zentralen Lebensinhalt geworden – es dominiert alle anderen Bereiche und beeinflusst das psychosoziale und physische Wohlergehen umfassend negativ. Kontrollverlust über das Spielverhalten ist das zentrale Merkmal des pathologischen Glücksspielens. Ergebnisse aus der klinischen Versorgungsforschung weisen darauf hin, dass bei behandlungssuchenden Patienten das Spielen an gewerblichen Geldspielautomaten in der Rangreihe der Häufigkeit des spezifischen Problemverhaltens mit weitem Abstand an erster Stelle steht. Ebenso werden klassische Glücksspielangebote in Spielbanken (Glücksspielautomaten, Roulette, Black Jack usw.), Lotterien (Lottoangebote, Keno usw.), Sport- und Pferdewetten sowie Börsenspekulationen suchtartig genutzt.

Kontrollverlust über Spielverhalten

Nachfolgend finden sich die diagnostischen Kriterien für das *pathologische Glücksspielen (Gambling Disorder),* die im DSM-5 unter dem Kapitel „Störungen im Zusammenhang mit psychotropen Substanzen und abhängigen Verhaltensweisen" (APA, 2015) zusammengefasst werden.

Diagnostische Kriterien für Störung durch Glücksspielen nach DSM-5
(APA, 2015, Reprinted in German with permission from Hogrefe Verlag GmbH & Co. KG. Diagnostic and Statistical Manual of Mental Disorders, Fifth Edition, (Copyright 2013). American Psychiatic Association)

A. Dauerhaftes und häufig auftretendes problematisches Glücksspielen führt nach Angaben der Person in klinisch bedeutsamer Weise zu Beeinträchtigungen oder Leiden, wobei mindestens vier der folgenden Kriterien innerhalb eines Zeitraums von 12 Monaten vorliegen:
   1. Notwendigkeit des Glücksspielens mit immer höheren Einsätzen, um eine gewünschte Erregung zu erreichen.
   2. Unruhe oder Reizbarkeit bei dem Versuch, das Glücksspielen einzuschränken oder aufzugeben.
   3. Wiederholte erfolglose Versuche, das Glücksspielverhalten zu kontrollieren, einzuschränken oder aufzugeben.
   4. Starke gedankliche Eingenommenheit durch Glücksspielen (z.B. starke Beschäftigung mit gedanklichem Nacherleben vergangener Spielerfahrungen, mit Verhindern oder Planen der nächsten Spielunternehmung, Nachdenken über Wege, Geld zum Glücksspielen zu beschaffen).
   5. Häufiges Glücksspielen in belastenden Gefühlszuständen (z.B. Hilflosigkeit, Schuldgefühlen, Angst, depressiver Stimmung).
   6. Rückkehr zum Glücksspielen am nächsten Tag, um Verluste auszugleichen (dem Verlust „hinterherjagen“ [„Chasing“]).
   7. Belügen anderer, um das Ausmaß der Verstrickung in das Glücksspielen zu vertuschen.
   8. Gefährdung oder Verlust einer wichtigen Beziehung, eines Arbeitsplatzes, von Ausbildungs- oder Aufstiegschancen aufgrund des Glücksspiels.
   9. Verlassen auf finanzielle Unterstützung durch andere, um die durch das Glücksspielen verursachte finanzielle Notlage zu überwinden.

B. Das Glücksspielen kann nicht besser durch eine manische Episode erklärt werden.

Mittlerweile können terrestrische (ursprünglich „realweltliche“) Glücksspiele auch über das Internet abgerufen werden und sind dadurch breit verfügbar. Hierbei werden neuartige Angebote – wie die Integration von „Fungames“ (Glücksspiele mit Geschicklichkeitsanteil) oder glücksspielähnlicher Spielangebote in Online-Computerspielen – genauso wie altbekannte Glücksspielformen (Sportwette, Kartenspiele, animierte Slotmachines) in der Bevölkerung mit zunehmender Verbreitung genutzt. In Online-Computerspielen kann zunächst nicht direkt reales Geld gewonnen werden, aber mit Geld können Spielerweiterungen, Ausrüstungen, „Coins“ (d.h. virtuelle Münzen bzw. Währung) o.Ä. gekauft oder aber virtuelle Gegenstände oder Sachgewinne gewonnen werden. Auch über soziale Netzwerke kann auf eine Vielzahl von Glücksspielen einfach zugegriffen werden, wobei der Nutzer durch vielfältige Werbeangebote auf die Glücksspiele aufmerksam gemacht wird. Internetglücksspielangebote sind aus mehreren Gründen kritisch im Rahmen der Verbreitung von pathologischem Glücksspielen zu sehen: Sie ermöglichen einen einfachen Einstieg in das Glücksspielverhalten – meist sogar ohne Geldeinsatz. Internetglücksspiele bieten dem Spieler eine hohe Anonymität sowie eine sehr hohe Verfügbarkeit. Sie haben wenig wirksame Zugangsbarrieren für Minderjährige und keine hinreichenden Sperrmöglichkeiten für problematische Spieler. Insgesamt ist zu vermuten, dass diese Form der Glücksspielangebote die Akzeptanz von Glücksspielen in der Gesellschaft erhöht.

Internetkonsum: Kontrollverlust und starke Vereinnahmung

Wie bereits angeklungen, besteht derzeit noch Uneinigkeit über die nosologische Einordnung der Internetsucht. Eine allgemeine Arbeitsdefinition bezieht sich auf die Unfähigkeit des Individuums, den Internetkonsum zu kontrollieren und eine starke Vereinnahmung durch den Konsum zu erfahren, was in der Folge zu psychischem Stress (beim Betroffenen selbst oder Angehörigen) und Einschränkungen des Funktionsniveaus führt. Bereits Young (1998) beschrieb die unkontrollierte, zeitlich ausufernde und den Nutzer vereinnahmende Nutzung als wesentliches Symptom des Störungsbildes und äußerte zudem die Vermutung, dass sich dieses dysfunktionale Verhalten weniger auf das Internet als Gesamtmedium bezieht, sondern vielmehr auf die Ausführung einzelner Online-Aktivitäten. Mittlerweile unterscheidet man zwischen verschiedenen Formen internetsüchtigen Verhaltens.

Formen von Internetsucht

- Online-Computerspiele (Computerspielsucht)
- Online-Communities und soziale Netzwerke
- Online-Recherche
- Online-Sexportale/Online-Pornographie
- Online-Kaufsucht

Massive Multiplayer Online Role-Playing Games

Die Computerspielsucht, welche sich insbesondere auf die Nutzung von sogenannten Massive Multiplayer Online Role-Playing Games (MMORPGs) bezieht, scheint die häufigste Variante zu sein, gefolgt von der suchtartigen Nutzung von sozialen Netzwerken (Bischof, Bischof, Meyer, John & Rumpf, 2013). Ob auch die unkontrollierte Teilnahme an Online-Glücksspielen oder exzessives Online-Shopping eingeschlossen werden sollten oder ob beide Formen eher im Bereich der „klassischen“ Spiel- bzw. Kaufsucht zu verorten sind, wird derzeit noch kontrovers diskutiert.

Merke

Internetsucht ist in der Regel auf die Nutzung spezifischer Internetanwendungen beschränkt; insbesondere Computerspiele, soziale Netzwerke und Kaufportale scheinen Kontrollverlust im Umgang zu befördern. Auf Symptomebene ist Internetsucht durch Kontrollverlust, Toleranzentwicklung, entzugsähnliche Symptome, Fortführung des Konsums trotz negativer Konsequenzen und eine dominante (gedankliche) Vereinnahmung durch das Nutzungsverhalten charakterisiert.

Mit der Aufnahme der Internet Gaming Disorder (Störung durch Spielen von Internetspielen) in das DSM-5 (APA, 2013) wurden verbindliche diagnostische Kriterien definiert, die im Kasten zusammengefasst sind.

Vorgeschlagene Kriterien für Störung durch Spielen von Internetspielen nach DSM-5

(APA, 2015, Reprinted in German with permission from Hogrefe Verlag GmbH & Co. KG. Diagnostic and Statistical Manual of Mental Disorders, Fifth Edition, (Copyright 2013). American Psychiatic Association)

Dauerhafte und wiederkehrende Nutzung des Internets, um sich mit Spielen zu beschäftigen, häufig mit mehreren anderen Spielern, führt in klinisch bedeutsamer Weise zu Beeinträchtigungen oder Leiden, wobei mindestens fünf der folgenden Kriterien innerhalb eines Zeitraums von 12 Monaten vorliegen.

1. Übermäßige Beschäftigung mit Internetspielen (der Betroffene denkt über vorhergehende Spielaktivitäten nach oder beabsichtigt, das nächste Spiel zu spielen; das Spielen von Internetspielen wird zur Haupttätigkeit des Tages).
   Beachte: Diese Störung ist von Glücksspiel im Internet zu unterscheiden, das der Diagnose Pathologisches Glücksspiel zuzuordnen ist.
2. Entzugssymptomatik, wenn das Spielen von Internetspielen wegfällt. (Die Symptome werden typischerweise als Reizbarkeit, Ängstlichkeit oder Traurigkeit beschrieben, es finden sich jedoch keine körperlichen Zeichen eines pharmakologischen Entzugssyndroms.)
3. Toleranzentwicklung – das Bedürfnis, zunehmend mehr Zeit mit dem Spielen von Internetspielen zu verbringen.
4. Erfolglose Versuche, die Teilnahme an Internetspielen zu kontrollieren.
5. Interessenverlust an früheren Hobbys und Freizeitbeschäftigungen als Ergebnis und mit Ausnahme des Spielens von Internetspielen.
6. Fortgeführtes exzessives Spielen von Internetspielen trotz der Einsicht in die psychosozialen Folgen.
7. Täuschen von Familienangehörigen, Therapeuten und anderen bezüglich des Umfangs des Spielens von Internetspielen.

8. Nutzen von Internetspielen, um einer negativen Stimmungslage zu entfliehen oder sie abzuschwächen (z.B. Gefühl der Hilflosigkeit, Schuldgefühle, Ängstlichkeit).
9. Gefährdung oder Verlust einer wichtigen Beziehung, der Arbeitsstelle oder Ausbildungs-/Karrieremöglichkeit aufgrund der Teilnahme an Internetspielen.

Fünf Kriterien müssen erfüllt sein

Laut DSM-5 bezieht sich die Präsenz der im Kasten wiedergegebenen Kriterien auf den Zeitraum der letzten zwölf Monate. Um die Diagnose Internet Gaming Disorder zu erfüllen, müssen in diesem Zeitraum mindestens fünf der insgesamt neun Kriterien zutreffen.

Eine erste empirische Überprüfung der diagnostischen Güte dieser Kriterien bei jungen Erwachsenen aus Asien zeigte, dass insbesondere die Kriterien Kontrollverlust und Toleranzentwicklung eine sehr gute diagnostische Trennschärfe aufwiesen (Ko et al., 2014). Auch die übrigen Kriterien schnitten in dieser Analyse gut ab, mit Ausnahme des Kriteriums Verheimlichung des Nutzungsausmaßes. Diese erste Überprüfung ist als positiv zu bewerten, jedoch bedarf es weiterer Studien, um verlässliche Aussagen über die diagnostische Brauchbarkeit der vorgeschlagenen Kriterien treffen zu können.

Während es zu begrüßen ist, dass mit dem DSM-5 nun eine gewisse diagnostische Verbindlichkeit vorhanden ist, wurde doch auch Kritik laut. So wurde bemängelt, dass Craving (ein Gefühl übermächtigen Verlangens nach dem Konsum bzw. der Verhaltensausführung) nicht berücksichtigt wurde, obgleich Studien zu anderen Abhängigkeitserkrankungen gezeigt haben, dass Craving hohen diagnostischen Wert hat. Tatsächlich ergab die erwähnte Studie von Ko et al. (2014), dass unter Berücksichtigung des Craving-Kriteriums eine höhere klassifikatorische Genauigkeit erzielt werden kann. Ein weiterer nachvollziehbarer Kritikpunkt bezieht sich auf das Fehlen von definierten Ausschlusskriterien.

Exzessive Internetnutzung bei Jugendlichen

Eine weitere Differenzierung erscheint zweckdienlich. Gerade bei Jugendlichen erweist sich oft, dass zwar eine hohe gedankliche Eingenommenheit in Verbindung mit zeitlich ausufernden Nutzungszeiten feststellbar ist, jedoch weitere Kernkriterien für ein Suchtverhalten nur schwach ausgeprägt sind (z.B. Kontrollverlust, Entzugserscheinungen). Diese klinische Erfahrung, welche von ersten empirischen Interviewdaten gestützt wird, legt nahe, hier nicht von Internetsucht zu sprechen, sondern die Bezeichnung *exzessive Internetnutzung* vorzuziehen (Dreier, Wölfling & Beutel, 2014).

Merke

Im Kindes- und Jugendbereich ist häufig eine zeitlich ausufernde Nutzung von Internetangeboten zu verzeichnen, die jedoch noch nicht alle klinischen Merkmale eines Suchtverhaltens erfüllt. Aus diesem Grund wird hier der Terminus des *exzessiven Nutzungsverhaltens* bevorzugt.

1.3 Epidemiologische Daten

Prävalenz von Kaufsucht

Die Ergebnisse einer Metaanalyse besagen, dass ungefähr fünf Prozent der Erwachsenen in der Bevölkerung kaufsuchtgefährdet sind, wobei Frauen häufiger betroffen zu sein scheinen (Maraz, Griffiths & Demetrovics, 2016). In den westlichen Industrieländern bildet sich zudem eine Zunahme der Kaufsuchttendenz ab. Möglicherweise geht dieser Anstieg auf den wachsenden E-Commerce und die Möglichkeit des exzessiven Online-Shoppings zurück, was jedoch noch empirischer Abklärung bedarf. Bisher liegen keine belastbaren Daten zur Häufigkeit von ausschließlicher Online- vs. Offline-Kaufsucht vor.

Bisherige Prävalenzangaben beruhen auf Fragebogenerhebungen und nicht auf klinischen Interviews, sodass sie lediglich als Schätzungen verstanden werden können. Klinisch fallen keine grundsätzlichen Geschlechtsunterschiede in der Kaufsuchtsymptomatik auf. Lediglich hinsichtlich der Konsumgüter zeigen sich oft geschlechtsstereotype Differenzen. So scheinen Frauen eher Kleidung, Schuhe, Schmuck, Kosmetik und Haushaltswaren suchtartig einzukaufen, während Männer Elektronik, Bücher und technische Artikel bevorzugen. Nahezu alle Studien haben eine negative Korrelation zwischen Kaufsuchtgefährdung und Alter ergeben. Offensichtlich neigen jüngere Personen eher zu pathologischem Kaufen als ältere Menschen (Maraz et al., 2016). Die Annahme, dass pathologisches Kaufen vorrangig bei Menschen mit niedrigerem Einkommen oder schlechterer Schulbildung vorkommt, konnte bislang nicht bestätigt werden. Pathologisches Kaufen scheint eher völlig unabhängig vom sozioökonomischen Status aufzutreten.

Kaufsucht bei jungen Menschen häufiger

Merke

Ungefähr fünf Prozent der erwachsenen Bevölkerung scheinen kaufsuchtgefährdet zu sein, wobei Frauen und jüngere Menschen häufiger betroffen sind.

Untersuchungen haben gezeigt, dass pathologisches Kaufen bei Menschen mit psychischen Erkrankungen relativ häufig auftritt und dass nahezu jeder 10. Patient, der sich in stationärer Psychotherapie oder stationärer psychiatrischer Behandlung befindet, unter Symptomen einer Kaufsucht leidet (A. Müller, Mitchell & de Zwaan, 2015). Bei Patienten mit pathologischem Horten scheinen bis zu 60 % von Kaufsucht betroffen zu sein (A. Müller, Mitchell et al., 2015).

Da Patienten sich wegen der kaufsuchtbedingten finanziellen Folgeprobleme oft schämen und deswegen nicht von sich aus darüber berichten, wird kaufsüchtiges Verhalten im klinischen Alltag leider oft übersehen oder bagatellisiert, was das Risiko für das Ausbleiben einer angemessenen Behandlung erhöht.

Prävalenz von Spielsucht

Die Prävalenz für pathologisches Glücksspielen wurde in Deutschland 2011 durch die groß angelegte PAGE-Studie ($N = 15.023$, Alter 14 bis 64 J.) bei Erwachsenen auf 1% geschätzt, hingegen erfüllten 1,5 % der Jugendlichen die DSM-IV-Kriterien (APA, 2000) für pathologisches Glücksspiel (Meyer et al.,

PAGE-Studie

2011). Im Rahmen dieser Studie wurden unterschiedliche Glücksspielangebote im Hinblick auf ihr Potenzial untersucht, pathologisches Glücksspiel hervorzurufen. Im Ergebnis wurde festgestellt, dass die Chance, eine Abhängigkeit zu entwickeln besonders erhöht war bei Pferde- und anderen Sportwetten, Poker, dem sogenannten großen und kleinen Spiel im Casino, Geldspielautomaten in Spielhallen oder Gastronomiebetrieben sowie für das private oder illegale Glücksspiel. Die engste Assoziation zwischen der genutzten Spielform und der Diagnose pathologisches Glücksspielen konnte für das Spielen an Geldspielautomaten in Spielhallen oder in gastronomischen Einrichtungen extrahiert werden. Personen die das sogenannte kleine Spiel im Casino (also das Spielen an Glückspielautomaten) nutzten, zeigten einen erhöhten Faktor von 5,7, die Diagnose pathologisches Glücksspielen zu erhalten (Meyer et al., 2011).

Glücksspielen offline und online

Im Zuge der durch die digitale Revolution bedingten immer stärker zunehmenden Medienkonvergenz wird eine genaue Identifikation der Prävalenz des pathologischen Glücksspielens online und offline aktuell durch die Verschmelzung von Computerspielen und onlineglücksspielassoziierten Angeboten methodisch komplexer. K. W. Müller, Dreier, Duven und Kollegen (2014) identifizierten im Altersbereich von 12 bis 19 Jahren ($N = 5.976$) eine Prävalenz von 1,7%, während weitere 3,5% sich zusätzlich als gefährdete Glücksspielnutzende erwiesen. Gleichzeitig unterstrichen die Autoren die starke Verschiebung hin zu Onlineglücksspielangeboten, wenngleich das Automatenspiel selbst bei Kindern und Jugendlichen entscheidend zur Varianzaufklärung der Ätiologie von pathologischem Glücksspielen beiträgt (K. W. Müller, Dreier et al., 2014). In der Studie wurde neben „Cyberlotto" als Onlineglücksspielform auch die Nutzung von Internetcasinos, Internet-Poker, Internet-Sportwetten sowie weiteren Internetspielen gemessen und in signifikante Relation zu psychischen Symptombelastungen gebracht.

Merke

In Deutschland gelten nach aktuellen Prävalenzschätzungen 1 % der Erwachsenen als glücksspielsüchtig. Im Kindes- und Jugendalter wird von einer erhöhten Prävalenz von etwa 1,7 % problematischen Glücksspielern sowie weiteren 3,5 % gefährdeten glücksspielnutzenden Jungen und Mädchen ausgegangen. Der Anteil der genutzten Internetglücksspielangebote nimmt dabei stetig zu.

Prävalenz der Internetsucht

Vor allem in einigen Ländern Südostasiens ist von einer besonders hohen Prävalenz von Internetsucht mit Schätzungen zwischen 8 und 26 % auszugehen (Chang, Chiu, Lee, Chen & Miao, 2014). Auch für Deutschland liegen mittlerweile verlässliche Zahlen zur Verbreitung der Internetsucht vor. In einer Erhebung an einer repräsentativen Stichprobe zeigte sich eine Verbreitung der Internetsucht von 2,1 % (K. W. Müller, Glaesmer, Brähler, Wölfling & Beutel, 2014). Dabei erwies sich, dass insbesondere die Nutzung von Online-Computerspielen mit einer erhöhten Gefährdung einherging. Eine sehr wertvolle sequenzielle Studie wurde im Jahre 2013 von Rumpf und Kollegen publiziert (Rumpf et al., 2014). In einer ersten Erhebungswelle wurden ca. 15.000 Bundesbürger schriftlich befragt und die Kriterien der Internetsucht erhoben. Es stellte sich heraus, dass sich die Prävalenz auf 1 % belief (mit weiteren 4,6 %, die als gefährdete Nutzer einzustufen waren) und jüngere Personen deutlich häufiger betroffen waren als ältere (mit etwa 4 % Betroffenen unter den unter 14-Jährigen). Interessanterweise waren Frauen fast ebenso häufig betroffen wie Männer, ein Befund, der in früheren Studien selten berichtet wurde. In einer zweiten Erhebungswelle validierten die Autoren die Daten auf Interviewebene und konnten die zuvor gefundene Prävalenz von 1 % bekräftigen (Bischof, Bischof, Meyer, John & Rumpf, 2013). Daneben wurden Vorbefunde dahingehend bestätigt, dass insbesondere die Nutzung von Online-Computerspielen und sozialen Netzwerken mit Internetsucht assoziiert war.

PINTA-DIARY-Studie

Gerade Jugendliche und junge Erwachsene stellen eine besonders anfällige Population für Internetsucht dar. Eine jugendspezifische Erhebung zur Computerspielsucht bei Jugendlichen aus sieben europäischen Ländern zeigte, dass 1,6 % die Kriterien für eine Computerspielsucht erfüllten und weitere 5,1 % als gefährdet einzustufen waren (K. W. Müller et al., 2015).

Merke

In Deutschland sowie im europäischen Kulturraum ist von einer Internetsuchtprävalenz von etwa 1 bis 2 % in der Allgemeinbevölkerung auszugehen. Eine Häufung von Fällen findet sich im Jugendbereich. Während speziell die Computerspielsucht vornehmlich unter Männern verbreitet zu sein scheint, existieren bei anderen Formen internetsüchtigen Verhaltens wenige Geschlechtsunterschiede.

1.4 Verlauf und Prognose

Chronischer, episodenhafter Verlauf bei Kaufsucht

Kaufsucht zeichnet sich in der Regel durch einen chronischen Verlauf aus. Die meisten Patienten berichten über erste Kaufsuchtepisoden im Jugend- oder frühen Erwachsenenalter und beschreiben ein stetes Anwachsen kaufsüchtiger Symptome über die Jahre. Dabei stellen symptomfreie Phasen durchaus keine Seltenheit dar, sodass oft ein episodenhafter Verlauf zu beobachten ist. Der Schweregrad nimmt meistens im Zusammenhang mit negativen Lebensereignissen oder gesundheitlichen, familiären, beruflichen, psychischen oder anderen Belastungen zu (A. Müller, Mitchell & de Zwaan, 2015). Bislang liegen noch keine validen empirischen Befunde aus Längsschnittstudien vor, die detailliertere Aussagen zum Verlauf, zur Prognose oder zur Häufigkeit von Spontanremissionen zulassen.

Merke

Laut Patientenaussagen zeichnet sich pathologisches Kaufen durch einen chronischen, meist episodenhaften Verlauf mit Beginn im Jugend- oder frühen Erwachsenenalter aus. Allerdings mangelt es noch an Längsschnittstudien, um die Berichte zu verifizieren.

Bei der Entstehung, Aufrechterhaltung und Chronifizierung einer Glücksspielsucht können drei voneinander abgrenzbare Phasen beschrieben werden (Custer, 1987). Diese Phasen sind nicht immer trennscharf, sondern können sich teilweise überschneiden.

Die drei Phasen der Glücksspielsucht nach Custer (1987)

1. Das *positive Anfangsstadium* (Einstiegsphase):
   - Erste positive Kontakte mit dem Glücksspiel;
   - Im Vordergrund stehen anfänglich erzielte Gewinne und die erregenden, euphorisierenden Effekte des Glücksspiels;
   - Selbstwertsteigerung durch die Attribution der Gewinne auf das eigene Geschick/Wissen und fälschlicherweise nicht auf den zugrunde liegenden Zufallseffekt;
   - Zunehmendes risikoreiches Spielen unter Begleitung von Gewinnfantasien.
2. Das *kritische Gewöhnungsstadium*:
   - Auftretendes „Chasing“ (den Verlusten hinterherjagen): Der Spieler setzt immer mehr Geld ein, um die zunehmenden Verluste vermeintlich auszugleichen;

- Steigende Spielintensität: Es wird länger oder gleichzeitig an mehreren Automaten/Roulettetischen etc. gespielt, um das „Flow- oder Kickerleben“ zu steigern;
- In dieser Phase sind Abstinenzzeiten grundsätzlich möglich.

3. Das *Suchtstadium:*
   - Einsetzender Kontrollverlust über die Spieleinsätze und Spielzeiten;
   - Zunehmende Schuld- und Angstgefühle;
   - Einsetzende kognitive Verzerrungen (einhergehend mit Lügen, Misstrauen, übertriebene Zuversicht, Macht- und Kontrollgefühle);
   - Starke negative soziale und berufliche Folgeerscheinungen (Verstricken in ein Lügengeflecht, emotionale Entfremdung von der Familie, Isolation, Schulden);
   - Negative psychische Folgeerscheinungen (Stimmungslabilität, Selbstverachtung, Antriebsverlust, Depression);
   - Erhöhte Suizidgefahr oder Suchtverlagerung (z. B. zu Alkohol).

Das fortgeschrittene Stadium des pathologischen Glücksspielens ist gekennzeichnet durch Spielen, um Entspannung, Erregung, Lustgefühl, Euphorie oder die Reduzierung von Entzugssymptomen herbeizuführen. Der Betroffene setzt das Spielverhalten zunehmend dysfunktional, z. B. zur Stressregulation, ein. So kann sich ein Circulus vitiosus (Teufelskreis der Suchtentstehung) entwickeln.

Verlauf der Internetsucht bisher unklar

Es fehlt derzeit noch an aussagekräftigen Längsschnittstudien, durch welche die Frage beleuchtet werden könnte, welche Stabilität Internet- und Computerspielsucht über einen längeren zeitlichen Verlauf aufweist. Gerade im Jugendalter, so wird oft argumentiert, mag sich das Problemverhalten als ein passageres Phänomen darstellen, das sich mit zunehmender psychosozialer Reife sozusagen auswächst. Eine andere Position könnte jedoch lauten, dass Internetsucht im Jugendalter zu einer Hemmung der psychosozialen Reifung führt oder – unabhängig von ihrer mittelfristigen Stabilität – als erworbene Vulnerabilität zu begreifen ist, deren Symptomatik auch im späteren Lebensalter als Reaktion auf z. B. kritische Lebensereignisse erneut auftreten kann.

In einer einjährigen Längsschnittstudie (Chang et al., 2014) an Schülern aus Taiwan zeigten die Autoren, dass bei zwei Dritteln der Jugendlichen die Kriterien für Internetsucht auch nach einem Jahr noch persistierten. Für eine ähnlich hohe Stabilität sprechen die Ergebnisse einer weiteren Studie (Gentile et al., 2011). Hier wurde über einen Zeitraum von zwei Jahren die Stabilität von Computerspielsucht bei etwa 3.000 asiatischen Schülern erhoben und es wurde gezeigt, dass etwa 80 % der Betroffenen auch nach zwei Jahren noch als computerspielsüchtig klassifiziert werden mussten. Allerdings finden sich auch Studien, die zu deutlich geringeren Stabilitätsschätzungen über den zeitlichen Verlauf kommen. In China etwa berichten Lam und Kollegen

(Lam, Peng, Mai & Jing, 2009) basierend auf einer Untersuchung an etwa 1.000 Jugendlichen, dass bei ca. 80 % im Verlauf von neun Monaten eine Remission der Symptome beobachtbar war.

Merke

Insgesamt mangelt es der Studienlandschaft an hochwertigen methodischen Umsetzungen zur Abbildung des Verlaufs von Internetsucht. Auch auf klinischer Ebene lässt sich der Sachverhalt derzeit leider nicht befriedigend aufklären, da es derzeit noch kaum Katamnesestudien an Patientenstichproben gibt.

Verlauf der Internetsucht bei Jugendlichen

Bei Jugendlichen ist, analog zu allgemeinen Modellen zur phasenspezifischen Entwicklungspsychopathologie, davon auszugehen, dass eine Phase exzessiver Internetnutzung nicht zwangsläufig über eine bestimmte Entwicklungsperiode hinaus fortgeführt wird. Hingegen ist anzunehmen, dass es im Zusammenhang mit bestimmten Entwicklungsaufgaben und den daraus resultierenden Entwicklungskrisen zu einer Intensivierung des Problemverhaltens kommt, welches nach erfolgreichem Abschluss der Entwicklungsaufgabe einer Remission unterworfen ist. Diese Überlegung soll nicht implizieren, dass eine Intervention bei diesen Jugendlichen nicht notwendig ist. Es kann im Gegenteil höchst angebracht sein, auf niederschwelliger Ebene Unterstützung anzubieten, um den Jugendlichen die Überwindung der Krise zu erleichtern bzw. einer möglichen Chronifizierung des Problemverhaltens vorzubeugen. Darüber hinaus ist anzunehmen, dass es mit hoher Wahrscheinlichkeit auch einen Anteil Jugendlicher gibt, bei dem das suchtartige Nutzungsverhalten kein passageres Phänomen darstellt, sondern dieses über die Adoleszenz hinaus fortgeführt wird. Die Notwendigkeit einer entsprechenden Behandlung steht hier außer Frage.

1.5 Differenzialdiagnose

Kaufsucht, Spielsucht, Internetsucht vs. Manie

Bekanntermaßen können Kaufexzesse, suchtartige Glücksspielnutzung und Internetsucht auch im Rahmen manischer Episoden auftreten, die mit erhöhter Risikofreudigkeit und exzessivem Ausüben angenehmer, aber potenziell schädlicher Verhaltensweisen einhergehen. Deswegen muss differenzialdiagnostisch immer das Vorliegen einer Manie abgeklärt werden (APA, 2013; McElroy et al., 1994). Bei Patienten mit Kauf-, Spiel- oder Internetsucht ist zwar oft auch ein episodenhafter Verlauf zu beobachten, eine komplette Spontanremission ist jedoch eher selten. Kauft, spielt oder surft der Patient beispielsweise für einen Zeitraum von drei Monaten exzessiv, remittiert dann spontan und (nahezu) komplett und nimmt dann das exzessive Verhalten plötzlich wieder auf, sollte dem Verdacht einer bipolaren oder hypomanen Störung nachgegangen werden. Falls das suchtartige Verhalten also ausschließlich während (hypo-)manischer Phasen auftritt, sind die Diagnosen Kaufsucht, Spielsucht oder Internetsucht nicht zutreffend. Gleichwohl können auch Menschen mit einer bipolaren Störung komorbid an pathologischem Kaufen, Spielsucht oder Internetsucht leiden. Ausschlaggebend wäre hier allerdings, dass das exzessive Verhalten nicht nur während (hypo-)manischer, sondern auch im Rahmen von depressiven oder symptomfreien Phasen (bezogen auf die Manie) vorkommt.

Merke

Differenzialdiagnostisch ist immer abzuklären, ob das pathologische Kauf-, Glücksspiel- oder Internetnutzungsverhalten nicht besser durch eine manische Episode erklärt werden kann.

Für Spielsucht erlaubt das DSM-5 (APA, 2013) im Kapitel der Suchterkrankungen differenzialdiagnostisch jetzt auch (a) eine temporäre Einordnung und (b) eine Einteilung nach dem Schweregrad des Verhaltens.

Temporäre Einordnung und Schweregrad von Spielsucht

Temporäre Einordnung

Bestimme ob:
Episodisch: Die Kriterien werden zu mehr als einem Zeitpunkt erfüllt, wobei die Symptome zwischen den Phasen der Störung durch Glücksspielen für zumindest einige Monate abklingen.
Andauernd: Es werden durchgängig Symptome erlebt, die die diagnostischen Kriterien dauerhaft über mehrere Jahre erfüllen.

Bestimme ob:
Frühremittiert: Nachdem zuvor die Kriterien für eine Störung durch Glücksspielen vollständig erfüllt waren, wird seit mindestens 3, aber weniger als 12 Monaten keines der Kriterien für eine Störung durch Glücksspielen erfüllt.
Anhaltend remittiert: Nachdem zuvor die Kriterien für eine Störung durch Glücksspielen vollständig erfüllt waren, wird zu keinem Zeitpunkt der letzten 12 Monate oder länger eines der Kriterien für eine Störung durch Glücksspielen erfüllt.

Bestimmte den aktuellen Schweregrad:
Leicht: 4 bis 5 Symptomkriterien sind erfüllt.
Mittel: 6 bis 7 Symptomkriterien sind erfüllt.
Schwer: 8 bis 9 Symptomkriterien sind erfüllt.

Antisoziale Persönlichkeitsstörung als Differenzialdiagnose

Merkmale einer antisozialen Persönlichkeitsstörung können sich mit denen von pathologischem Kaufen und Glücksspielen überlappen (z. B. häufiges Lügen, Stehlen oder Betrügen, wiederholte Eigentumsdelikte). Es ist daher von erhöhter Wichtigkeit, diagnostisch abzuklären, ob das pathologische Kaufen oder Spielen nicht besser durch Merkmale der antisozialen Persönlichkeitsstörung erklärt werden kann. Ist die Entscheidung schwierig, z. B. aufgrund von Symptomüberschneidungen, lassen sich Kaufen, Spielen und Wetten in der ICD-10 auch als „Problem in Bezug auf die Lebensführung" verschlüsseln.

Bei Patienten, die sich wegen exzessiver Internetnutzung vorstellen, sollte immer eine differenzialdiagnostische Abklärung erfolgen. So sollte bei Jugendlichen unbedingt das Vorliegen einer Aufmerksamkeitsdefizit-/Hyperaktivitätsstörung (ADHS) exploriert werden. Im Verdachtsfall sollte das Auftreten der Internetsucht-Symptome in einen zeitlichen Zusammenhang mit den ADHS-Symptomen gebracht werden, um abzuklären, ob die Konzentrationsdefizite und leichte Ablenkbarkeit auf die ADHS zurückzuführen sind oder ob sie Auswirkungen der Internetsucht darstellen.

Exzessive Internetnutzungszeiten können auch als sekundäres Merkmal einer zugrunde liegenden depressiven Störung oder einer Angststörung auftreten. Steht bei der stundenlangen Beschäftigung mit Onlineinhalten die Vermeidung von anderen, angstbesetzten Aktivitäten im Vordergrund, so deutet dies zunächst darauf hin, dass das Verhalten zwar exzessive, jedoch nicht zwangsläufig suchtartige Züge trägt. In der Praxis zeigt sich nicht selten, dass Patienten, die unter einer generalisierten Angststörung leiden, das Internet nutzen, um aus einer als sicherer erlebten Umwelt heraus weiterhin am gesellschaftlichen Leben teilzuhaben, ohne dafür die Sicherheit der eigenen Wohnung verlassen zu müssen. Patienten, die unter einer sozialphobischen Störung leiden, neigen ebenfalls dazu, soziale Interaktionen angstfrei über das Internet auszuleben. Bei der diagnostischen Abklärung erweist sich oft, dass für die Internetsucht zentrale Kriterien, wie etwa Craving, Kontrollverlust und Entzugserscheinungen nicht oder nur sehr schwach vorhanden sind. Die Patienten erkennen die zeitlich ausufernde Internetnutzung eindeutig als eine Art Notbehelf, auf den sie gerne verzichten würden. Insbesondere bei Patienten, deren exzessive Nutzungszeiten sich weniger auf Computerspiele beziehen, sondern eher auf Chats, Foren oder soziale Netzwerke, empfiehlt sich eine differenzialdiagnostische Abklärung von Angststörungen.

1.6 Komorbidität

Pathologisches Kaufen und Achse-I-Störungen

Kaufsucht geht meistens mit anderen psychischen Erkrankungen einher, wobei eine Bidirektionalität vermutet wird. Beispielsweise kann pathologisches Kaufen als inadäquater Bewältigungsversuch für vorbestehende psychische Probleme verstanden werden. Vice versa können psychische Probleme durch die Kaufsucht ausgelöst werden.

Menschen, die sich wegen einer Kaufsucht in Therapie begeben, leiden nahezu immer auch an anderen psychischen Störungen, am häufigsten an depressiven und Angstsymptomen. Oft sind sogar die Kriterien für eine Major Depression erfüllt. Interviewbasierten Untersuchungen von Patienten mit pathologischem Kaufen zufolge berichtet mindestens jeder zweite Patient über eine Major Depression und/oder Angststörung in der Lebensspanne (A. Müller, Mitchell et al., 2015).

Pathologisches Horten

Obwohl die gekauften Waren selten oder gar nicht benutzt werden und kaufsüchtige Menschen sich nach dem Kauf kaum noch für die Dinge interessieren, können sich viele dennoch nicht davon trennen und häufen sie an. Das Horten der Konsumgüter führt nicht nur zu überfüllten Schränken und Regalen. Oft werden Betten, Fußböden, Schlafzimmer etc. als Aufbewahrungsplätze zweckentfremdet, sodass mitunter eine extreme häusliche Unordnung entsteht. Entsprechend kann bei einer nicht unbeträchtlichen Subgruppe von kaufsüchtigen Menschen zwanghaftes Horten diagnostiziert werden (A. Müller, Mitchell et al., 2015). Die sogenannte *Hoarding Disorder* ist seit Erscheinen der 5. Auflage des Diagnostischen und Statistischen Manuals für Psychische Störungen (APA, 2013) als eigenständiges Krankheitsbild anerkannt und mit einem Specifier *Excessive Acquisition* versehen. Dieser Specifier inkludiert pathologisches Kaufen, den exzessiven Erwerb kostenloser Dinge und das Stehlen von Dingen.

Auch die Binge-Eating-Störung scheint bei Menschen mit pathologischem Kaufen häufig vorzukommen (A. Müller, Mitchell et al., 2015). Kennzeichen dieser Essstörung sind das wiederholte Essen objektiv großer Nahrungsmengen, Kontrollverlust beim Essen und das Ausbleiben regelmäßiger kompensatorischer Maßnahmen zur Gewichtsregulation (z. B. Erbrechen, Einnahme von Abführmitteln, exzessives Sporttreiben).

Die Studienlage zur Komorbidität mit schädlichem Substanzgebrauch oder gar substanzgebundenen Abhängigkeitssyndromen ist uneinheitlich. Tatsächlich fanden einige Studien eine Häufung schädlichen Substanzgebrauchs bei Patienten mit pathologischem Kaufen, vor allem hinsichtlich Alkohol, andere wiederum nicht (A. Müller, Mitchell et al., 2015).

Pathologisches Kaufen und Persönlichkeitsstörungen

Im klinischen Alltag fallen oft selbstunsicher-vermeidende und perfektionistische Persönlichkeitszüge bei Patienten mit pathologischem Kaufen auf. Manche Patienten zeigen auch narzisstische, emotional-instabile und im Einzelfall sogar antisoziale Persönlichkeitsanteile (vgl. Kap. 2.1). Das Vollbild einer antisozialen Persönlichkeitsstörung ist allerdings nur selten erfüllt. Die meisten Patienten mit pathologischem Kaufen verfügen durchaus über Mitgefühl und können Furcht spüren.

Nach wissenschaftlichen Untersuchungen mit strukturierten Interviews scheinen ungefähr 60 % der Patienten, die sich in einer Behandlung befinden, an einer manifesten Persönlichkeitsstörung zu leiden (A. Müller, Mitchell et al., 2015). Vergleichsweise häufig wurden selbstunsicher-vermeidende, depressive, zwanghafte und Borderline-Persönlichkeitsstörungen festgestellt.

Merke

Zu den häufigsten komorbiden psychischen Störungen bei pathologischem Kaufen zählen Depressionen, Angststörungen, pathologisches Horten, Binge-Eating-Störung, schädlicher Substanzgebrauch und Persönlichkeitsstörungen.

Es kann davon ausgegangen werden, dass Verlauf, Prognose und Behandlungserfolg durch mögliche komorbide psychische Störungen negativ beeinflusst werden. Empirische Befunde haben wiederholt belegt, dass ein höheres Ausmaß an Depressivität signifikant mit einem höheren Schweregrad von pathologischem Kaufen assoziiert ist (A. Müller, Mitchell et al., 2015). Manchmal normalisiert sich das Kaufverhalten sogar nach Remission der depressiven Symptome, was allerdings eher die Ausnahme als die Regel darstellt. Pathologisches Horten hat sich als ein negativer Prädiktor für den Behandlungserfolg erwiesen. Darauf deuten die Ergebnisse einer kontrollierten Psychotherapiestudie hin (Mueller et al., 2008). Zudem wird im klinischen Kontext nicht selten eine Zunahme von Binge-Eating-Episoden im Zuge der Reduktion von Kaufattacken beobachtet. Psychische Probleme in verschiedenen Bereichen können sich also durchaus gegenseitig beeinflussen und Behandlungsfortschritte erschweren.

Pathologisches Horten ist negativer Prädiktor für Therapieerfolg

Spielsucht und Achse-I-Störungen

In der bereits erwähnten bevölkerungsrepräsentativen PAGE-Studie zu pathologischem Glücksspielen wurde bei 95,5 % der identifizierten pathologischen Glücksspieler zumindest eine weitere Achse-I-Störung (Lebenszeitdiagnose) festgestellt (Meyer et al., 2011). An erster Stelle waren Störungen zu verzeichnen, die mit Substanzkonsum (89,8 %) einhergehen bzw. die durch die wiederholte Zufuhr von psychotropen Substanzen hervorgerufen wurden. Die Tabakabhängigkeit (78,2 %) war am häufigsten, gefolgt von Störungen, die mit Alkoholkonsum (54,9 %) assoziiert sind. 22,5 % der pathologischen Glücksspieler wiesen zusätzlich zur Hauptdiagnose komorbid eine Störung in Verbindung mit dem Konsum illegaler Substanzen auf. Auffällig ist insgesamt sicherlich die enge Assoziation zwischen dem Auftreten von pathologischem Glücksspiel und substanzgebundenen Abhängigkeitserkrankungen. Aber auch affektive Störungen waren als komorbide psychische Störungen identifizierbar. Insgesamt wiesen 63,1 % der pathologischen Glücksspieler eine derartige Störung als Zweitdiagnose auf. Im Einzelnen wurde bei einem Anteil von 57,2 % der pathologischen Glücksspieler eine unipolare depressive Störung diagnostiziert. Bipolare Störungen (inkl. Hypomanie) traten hingegen nur bei 7,5 %

auf. Komorbide Störungen aus dem Kapitel der Neurotischen, Belastungs- und Somatoformen Störungen waren vor allem Angststörungen, die bei 37,1 % der pathologischen Glücksspieler identifiziert wurden (Panikattacken 23,8 %, Posttraumatische Belastungsstörungen 15,5 %, soziale Phobie 13,4 %).

Spielsucht und Persönlichkeitsstörungen

Auch Persönlichkeitsstörungen wurden relativ häufig diagnostiziert. 33,5 % der Betroffenen wiesen die Merkmale mindestens einer Persönlichkeitsstörung auf. Die antisoziale Persönlichkeitsstörung (12 %) stellte die häufigste komorbide Störung dar; die zwanghafte Persönlichkeitsstörung (11,9 %), die Borderline-Persönlichkeitsstörung (9,4 %) und die selbstunsichere Persönlichkeitsstörung (8,9 %) folgten. Die geschilderten, 2011 in Deutschland erhobenen Daten, zeigten gute Übereinstimmung mit Ergebnissen verschiedener internationaler Studien, die den Aspekt der Komorbidität bei pathologischem Glücksspiel untersuchten.

Merke

Komorditäten bei pathologischem Glücksspielen sind nach aktueller Studienlage nicht selten: bis zu 90 % der Betroffenen weisen eine zusätzliche Störung aus dem Bereich der Substanzabhängigkeiten auf. Häufige Begleiterkrankungen sind zudem affektive Störungen und die Persönlichkeitsstörung vom antisozialen Typus.

Da es sich bei der Internetsucht um ein vergleichsweise neues Störungsbild handelt, steht zu vermuten, dass in vielen Fällen, wo eine Internetsucht vorliegt, diese nicht diagnostiziert wird, weil vordergründig andere Problemlagen vom Patienten geschildert bzw. vom Therapeuten diagnostisch fokussiert werden. Daher muss von hohen Quoten nicht erkannter Internetsucht ausgegangen werden.

Internetsucht und Achse-I-Störungen

Internetsucht scheint einen deutlichen Zusammenhang mit unipolaren Depressionen aufzuweisen. Metaanalytische Befunde lassen Zusammenhänge zwischen Internetsucht und Major Depression, Dysthymie und erhöhter Suizidalität unter Jugendlichen und jungen Erwachsenen vermuten (Carli et al., 2013). Seltener wurden bipolare Störungen als komorbide Erscheinungen internetsüchtigen Verhaltens dokumentiert.

Daneben scheinen Störungen aus dem Angstspektrum Internetsucht häufig komorbid zu begleiten; insbesondere die soziale Phobie wird in Einzelstudien häufig erwähnt, wohingegen eine Metaanalyse zu dem Schluss kam, dass die Zusammenhänge zwischen Internetsucht und sozialer Phobie eher gering sind (Carli et al., 2013). Umgekehrt zeigen klinische Erfahrungswerte, dass sich im Verlauf einer Internetsucht auch Angststörungen als komorbide Erkrankungen entwickeln können. In einer der wenigen Längsschnittstudien an Jugendlichen wiesen u. a. Gentile und Kollegen (Gentile et al., 2011) nach, dass bei Schülern, die im Verlauf der zweijährigen Studie eine Computerspielsucht entwickelten, auch eine Zunahme des Ausmaßes an Angstsymptomen zu beobachten war. Somit ist es auch hier in der Praxis wichtig, die zeitliche Abfolge der Symptome zu berücksichtigen. Das bloße Vorhandensein von Angstsymptomen sollte demnach nicht automatisch zu einem Ausschluss der Diagnose Internetsucht führen. Zudem finden sich immer wieder Hinweise darauf, dass Patienten mit Internetsucht ein erhöhtes Risiko für andere Abhängigkeitserkrankungen aufweisen.

Internetsucht und Persönlichkeitsstörungen

Was das gehäufte Auftreten von Persönlichkeitsstörungen und Internetsucht anbetrifft, so ist die aktuelle Befundlage äußerst uneinheitlich. Zwar konnte mehrfach gezeigt werden, dass sich internetsüchtige Personen von regulären Nutzern durch eine Akzentuierung in spezifischen Persönlichkeitsmerkmalen unterscheiden (K. W. Müller, Beutel & Wölfling, 2014), konsistente Zusammenhänge zu spezifischen Persönlichkeitsstörungen sind bislang jedoch nicht bekannt.

Für Jugendliche wurde wiederholt ein Zusammenhang mit ADHS nachgewiesen (Carli et al., 2013). Ein Erklärungsansatz für diese häufig berichteten Befunde wird darin vermutet, dass Jugendliche mit ADHS im Umgang mit Bildschirmmedien eine höhere Kompetenzerfahrung machen, was auf eine verbesserte Reaktionshemmung, z. B. während des Spielens eines Computerspiels, zurückzuführen ist. In Zusammenhang mit der bei Computerspielen hohen Ereignisfrequenz (schnell wechselnde Reizkonfigurationen) und der geringen zeitlichen Latenz zwischen Handlung und Handlungsergebnis kann angenommen werden, dass sich für Jugendliche mit ADHS ein erhöhtes Belohnungsmoment ergibt, welches die Spielbindung befördert.

Trotz der nachweislich deutlichen Zusammenhänge mit weiteren psychischen Störungen sollte im Einzelfall nicht vorschnell eine zusätzliche psychische Erkrankung bei Patienten mit Internetsucht angenommen werden. Wie zahlreiche Studien belegen, weisen Personen mit Internetsucht eine vergleichsweise hohe psychosoziale Symptombelastung auf, die nicht zwangsläufig auf weitere manifeste psychische Störungen hinweisen müssen, sondern oftmals als Begleiterscheinungen der Internetsucht zu verstehen sind.

Merke

Internetsucht ist mit einer erhöhten Wahrscheinlichkeit für weitere psychische Störungen und psychosoziale Problemlagen assoziiert. Besonders gut dokumentiert sind affektive Störungen (insbesondere unipolare depressive Erkrankungen). Bei Jugendlichen stellt ADHS eine häufige Begleiterkrankung dar. Trotz dieser Befunde ist davon auszugehen, dass Internetsucht auch als isoliertes Störungsbild in Erscheinung tritt und in diesen Fällen eine ähnlich hohe psychopathologische Symptombelastung beobachtbar ist.

Merke

Für Behandler von Patienten mit anderen psychischen Problemen wird die Empfehlung abgeleitet, das Kauf-, Glücksspiel- und Mediennutzungsverhalten ihrer Klienten in der Exploration zu erheben. Nur so können Fälle komorbider substanzungebundener Abhängigkeiten identifiziert und eine spezialisierte Therapie oder Indikativbehandlung veranlasst werden.

Anstieg von Impulskontrollstörungen bei Dopaminersatztherapie

Zu erwähnen ist noch der Anstieg von suchtartigen Verhaltensweisen und Impulskontrollstörungen unter Dopaminersatztherapie, z. B. bei Morbus Parkinson oder Restless Legs-Syndrom (Weintraub et al., 2010). Das betrifft auch pathologisches Kaufen, Spiel- und Internetsucht, die unter dopaminerger Medikation exazerbieren oder de novo auftreten können.

1.7 Diagnostische Verfahren und Dokumentationshilfen

Für die psychometrisch basierte Diagnostik von pathologischem Kaufen, Spiel- und Internetsucht liegen mehrere im klinischen Alltag gut erprobte Testverfahren vor. Die im Folgenden skizzierten Erhebungsverfahren bieten die Möglichkeit, mittels Screening zeitökonomisch einen diagnostischen Eindruck zu erlangen. Dabei ist die Wahrscheinlichkeit einer hohen Treffgenauigkeit bei nahezu allen vorgestellten Verfahren durch gute testdiagnostische Werte, die in internationalen Veröffentlichungen publiziert wurden, hinreichend ausgewiesen.

Merke

Für ein erstes Screening von substanzungebundenen Abhängigkeiten und für Verlaufsmessungen stehen verschiedene Fragebögen zur Verfügung. Zu beachten ist, dass Fragebogenergebnisse aufgrund der bekanntermaßen begrenzten Validität das klinische Interview jedoch keinesfalls ersetzen können.

Fragebögen pathologisches Kaufen

Der *Fragebogen zum pathologischen Kaufen (Pathological Buying Screener)* erlaubt ein zeitökonomisches Screening von Kaufsuchtgefährdung und wurde unlängst in einer großen deutschen Bevölkerungsstichprobe validiert (A. Müller, Trotzke, Mitchell, de Zwaan & Brand, 2015). Das Instrument umfasst 13 Fragen (vgl. Kasten) mit einer fünfstufigen Antwortskala. Der Summenwert wird durch Aufaddieren der Antworten ermittelt und kann mit einem Schwellenwert verglichen werden. Der Fragebogen enthält zudem drei Zusatzitems, die zwanghaftes Horten, Symptome einer Manie und kriminelle Kaufmotive grob erfragen, was in der klinischen Praxis differenzialdiagnostisch genutzt werden kann.

Beispielfragen des Fragebogens zum pathologischen Kaufen

Wie oft kommt es vor, ...
... dass Sie aufgrund Ihres Kaufverhaltens Probleme in beruflichen, schulischen oder anderen Lebensbereichen haben?
... dass Sie versucht haben, ihr Kaufverhalten einzuschränken und es nicht schaffen?
... dass Sie mit anderen Menschen aufgrund Ihrer Kaufgewohnheiten Probleme haben?
... dass es Ihnen schlecht geht und sich das bessert, wenn Sie einkaufen?
... dass Sie ständig ans Kaufen denken müssen?
... dass Sie mehr kaufen, als Sie sich vorgenommen haben?

Das *Screeningverfahren zur Erhebung von kompensatorischem und süchtigem Kaufverhalten (SKSK)* (Raab, Neuner, Reisch & Scherhorn, 2005) eignet sich ebenfalls gut zur Abschätzung der Kaufsuchttendenz. Das Instrument besteht aus 16 Fragen, die auf einer vierfach gestuften Skala beantwortet werden. Die Auswertung erfolgt ebenfalls über das Aufaddieren der Antwortwerte. Der so gewonnene Summenwert kann mit Schwellenwerten für süchtiges und kompensatorisches Kaufverhalten verglichen und entsprechend interpretiert werden. Diese Schwellenwerte wurden basierend auf einer Bevölkerungsbefragung und unter Heranziehung des Kriteriums der doppelten Standardabweichung festgelegt.

International findet die *Compulsive Buying Scale (CBS)* breite Anwendung, die auch in einer validierten deutschen Version mit einem Schwellenwert für Kaufsuchtgefährdung vorliegt (Mueller et al., 2010). Der Fragebogen bildet mit nur 7 Fragen, die auf einer fünffach gestuften Skala beantwortet werden, zwanghaftes Kaufverhalten ab. Der Summenwert wird anhand eines speziellen Algorithmus, der die unterschiedliche Gewichtung der einzelnen Items berücksichtigt, berechnet.

Fragebögen Spielsucht

Nachdem die Veröffentlichung des DSM-5 (APA, 2013) eine strukturell-dimensionale, aber auch eine inhaltliche Veränderung der Kriterien von Spielsucht und deren Gewichtung mit sich brachte, ist es wichtig, hier zu erwähnen, dass sich die im Folgenden vorgestellten Instrumente überwiegend auf die bis dahin etablierten Kriterien der Vorgängerversion (DSM-IV) bzw. der ICD-10 (WHO, 1992) beziehen. Inhaltlich manifestiert sich die Veränderung in der Diagnostik vor allem durch die Auslassung des auf Delinquenz bezogenen Items, das illegale Geldbeschaffung zur Ermöglichung des Glücksspielverhaltens operationalisierte. Als Grundlagen des dimensionalen Wechsels sind vor allem die Senkung des Schwellenwertes auf vier erfüllte Kriterien zur Vergabe der Diagnose pathologisches Glücksspielen und die Möglichkeit, nun in eine leichte, mittlere oder schwere Ausprägung dieser Störung zu unterscheiden, anzusehen (vgl. Kap. 1.5).

Der international am häufigsten eingesetzte Fragebogen zur Erfassung von pathologischem Glücksspiel ist der *South Oaks Gambling Screen (SOGS),* der auch als deutsche Fassung vorliegt (Müller-Spahn & Margraf, 2003). Der Fragebogen umfasst 20 Items, die die Kriterien für Spielsucht nach DSM-III (APA, 1987) operationalisieren. Der Fragebogen ist international validiert und weist sehr gute testdiagnostische Gütekriterien auf.

Ein sehr ökonomisches und doch valides Verfahren zur Erfassung von pathologischem Glücksspiel liegt dem Diagnostiker mit einem ultrakurzen Screeningverfahren, dem *Lie/Bet-Questionnaire,* vor (Johnson et al., 1997). Der Fragebogen besteht aus nur zwei Items und fragt ab, ob der zu Untersuchende jemals Personen, zu denen eine wichtige persönliche Bindung vorlag, wegen des Glücksspielverhaltens belügen musste (vgl. Kasten). Mit dem zweiten Item wird der Drang des Betroffenen erhoben, Spieleinsätze erhöhen zu müssen. Zustimmung in beiden Aspekten führt zum Ergebnis, dass ein pathologisches Glücksspielverhalten vorliegt. Für dieses Instrument sind bisher noch keine Validierungsergebnisse im deutschen Sprachraum verfügbar. Für die norwegische Version wurde beispielsweise eine sehr gute Testgüte (hohe Werte für Spezifität und Sensitivität) in bevölkerungsrepräsentativen Stichproben berichtet (Götestam, Johansson, Wenzel & Simonsen, 2004). Trotz der auffälligen Kürze erzielt der Fragebogen mit hoher Wahrscheinlichkeit übereinstimmende Ergebnisse mit längeren Fragebögen sowie dem klinischen Urteil erfahrener Diagnostiker.

Die zwei Items des Lie/Bet-Questionnaire (Johnson et al., 1997)

1. Haben Sie jemals gegenüber Menschen, die Ihnen persönlich sehr wichtig sind oder waren, über das Ausmaß Ihres Spielens lügen müssen?
2. Haben Sie jemals beim Spielen das Bedürfnis verspürt, immer mehr Geld einzusetzen?

Fragebögen Internetsucht

National und international ist eine Fülle unterschiedlicher Fragebögen zu verzeichnen, die alle für sich den Anspruch erheben, Internetsucht reliabel und valide zu erfassen. Die Verfahren lassen sich grundsätzlich in zwei Kategorien einteilen: Fragebögen, die sich auf generelle Internetsucht beziehen, und solche, die spezifische internetsüchtige Verhaltensweisen messen, wobei bei Letzteren insbesondere die Computerspielsucht im Fokus steht.

Ein international weit verbreitetes Selbsteinschätzungsinstrument stellt der *Internet Addiction Test (IAT)* von Young (1998) dar. Der Fragebogen beinhaltet 20 Items, die durch Aufsummierung der Itemantworten einen Summenwert ergeben, der zur Beurteilung des Internetnutzungsverhaltens und der daraus resultierenden subjektiven Beeinträchtigungen im Alltag herangezogen werden kann. Das Instrument lehnt sich an die bereits beschriebenen diagnostischen Kriterien für Internetsucht an und ist auch in deutscher Sprache verfügbar. Kritisch zu sehen ist, dass das Verfahren bislang noch keiner klinischen Validierung unterzogen wurde, was angesichts der Tatsache, dass es in der Forschung das gebräuchlichste Instrument ist, doch einige Verwunderung hervorruft.

Ein neueres, inhaltlich jedoch sehr ähnliches Fragebogenverfahren stellt die *Compulsive Internet Use Scale (CIUS)* (Meerkerk, Van Den Eijnden, Vermulst & Garretsen, 2009) dar. Internetsucht wird hier anhand von 14 Items operationalisiert. Als Grenzwert für eine auffällige Internetnutzung wird der durch Aufaddieren der Itemantworten errechnete Summenwert von 28 Punkten vorgeschlagen, wobei neuere Erhebungen zeigen konnten, dass in epidemiologischen Werten ein Grenzwert von 30 Punkten zugrunde gelegt werden sollte und in der klinischen Anwendung ein Wert von 24 Punkten zu favorisieren ist (Bischof, Bischof, Meyer, John & Rumpf, 2013). Obgleich für die CIUS eine Validierung auf statistischer Ebene existiert, fehlt auch hier eine Überprüfung der diagnostischen Akkuratesse anhand von klinischen Stichproben.

Ein drittes Verfahren steht mit der *Skala zum Onlinesuchtverhalten* zur Verfügung (OSV-S) (Wölfling, Müller & Beutel, 2010). Auch dieses Selbstbeurteilungsinstrument basiert auf den Kriterien von Substanzabhängigkeit, schließt im Gegensatz zu den aktuellen DSM-5-Kriterien jedoch auch Craving mit ein. Das Verfahren existiert in einer Version für Kinder und Jugendliche (OSVk-S) und einer für Erwachsene (OSVe-S) und steht in verschiedenen Sprachen zur Verfügung. Die insgesamt 14 diagnoserelevanten Items werden zunächst gewichtet und dann aufsummiert. Die Grenzwerte, welche eine Abstufung nach dem Grad der klinischen Auffälligkeit des Internetnutzungsverhaltens erlauben, wurden an einer Stichprobe von 290 Patienten mit Internetsucht empirisch ermittelt, wobei das zuvor getroffene Therapeutenurteil über das Vorliegen einer Internetsucht als externes Kriterium herangezogen wurde (K. W. Müller et al., 2014). Auf diesem Wege wurde für Personen ab 18 Jahren ein Grenzwert für (moderat) suchtartiges Nutzungsverhalten von 7 Punkten und für schwer suchtartiges Nutzungsverhalten von 13,5 Punkten ermittelt. Die Sensitivität belief sich auf 80,5 %, die Spezifität auf 82,4 % (K. W. Müller et al., 2014).

Spezifische Internetsucht

Neben diesen Fragebögen zur Erfassung genereller Internetsucht sind noch solche zu nennen, die spezifisch Computerspielsucht messen. Für den deutschen Sprachraum sind folgende Skalen hervorzuheben: die *Computerspielabhängigkeitsskala (KFN-CSAS-II)* (Rehbein, Kleimann & Mössle, 2010) und die *Skala zum Computerspielverhalten (CSV-S)* (Wölfling, Müller & Beutel, 2011).

Gerade für die Anwendung im klinischen Bereich ist neben dem Einsatz von Fragebogenverfahren auch die Durchführung standardisierter klinischer Interviews im Rahmen der Anamnese unverzichtbar. Anders als bei Störungsbildern, die schon seit Jahren etabliert sind und beispielsweise im Rahmen der SKID-Diagnostik standardisiert erhoben werden können, gibt es für pathologisches Kaufen, Spiel- oder Internetsucht noch keine validierten Interviewleitfäden.

Keine validierten Interviewleitfäden

In Forschungsprojekten werden allerdings durchaus deutsche Übersetzungen semistrukturierter Interviews, die in den USA entwickelt, für den deutschen Sprachraum jedoch noch nicht überprüft wurden, verwendet. Zu nennen ist hier das *Impulskontrollstörungsmodul der Forschungsversion des Strukturierten Klinischen Interviews für DSM-IV-TR Achse-I-Störungen (SCID-IKS)* (First, Spitzer, Gibbon & Williams, 2002). Das SKID-IKS enthält neben den Modulen zu pathologischem Kaufen, Spielsucht und Internetsucht auch Fragen zu anderen Impulskontrollstörungen (z.B. Kleptomanie, Pyromanie, intermittierende explosive Störung).

Für Internetsucht existiert mit der *Checkliste zum Onlinesuchtverhalten (OSV-C)* (Wölfling, Beutel & Müller, 2012) ein anamnestisches Kurzinterview, welches, wie der Name schon andeutet, an der oben beschriebenen *Skala zum Onlinesuchtverhalten* angelehnt ist (vgl. Tab. 1). Auch dieses Fremdeinschätzungsverfahren wurde in ähnlicher Weise wie der zugehörige Fragebogen an einer Patientenstichprobe getestet und zeigte eine gute diagnostische Trennschärfe (Sensitivität: 85,1 %, Spezifität: 87,5 %) (Wölfling et al., 2012).

Checkliste zum Onlinesuchtverhalten

Tabelle 1: Inhalte und Beispielfragen der Checkliste zum Onlinesuchtverhalten (OSV-C) (Wölfling et al., 2012)

Craving	Inhalte	Drang, die Onlineaktivität nutzen zu müssen und gedankliche Vereinnahmung vom Onlineverhalten mit wiederkehrenden drängenden Gedanken an die Nutzung
	Beispielfrage (1)	Haben Sie häufig das Gefühl, jetzt sofort online gehen zu müssen?
	Beispielfrage (2)	Erleben Sie es häufig, dass Ihre Gedanken unwillentlich um Onlineaktivitäten kreisen?
Toleranzentwicklung	Inhalte	Steigerung hinsichtlich der Internetnutzungszeiten bzw. der Häufigkeit der Nutzung (gleichzeitig Abnahme nutzungsfreier Zeiten)
	Beispielfrage (1)	Sind Sie im Vergleich zu der Zeit vor einem Jahr deutlich häufiger online?
	Beispielfrage (2)	Hat sich Ihr Nutzungsverhalten über die letzten 12 Monate hinweg intensiviert?

Entzugs-symptome	Inhalte	Aversive (psychovegetative, emotionale) Zustände bei Verhinderung des Konsums
	Beispielfrage (1)	Werden Sie ungehalten oder wütend, wenn Ihre Internetverbindung langsamer wird oder zusammenbricht?
	Beispielfrage (2)	Ist es schon vorgekommen, dass Sie andere Menschen angeschrien haben, wenn Ihnen diese sagten, dass Sie zu lange online seien oder Sie bei der Nutzung störten?
	Beispielfrage (3)	Fühlen Sie sich rastlos, motivationslos oder ideenlos, wenn Sie nicht online sein können?
Kontroll-verlust	Inhalte	Erfolglose Versuche, die Internetnutzung zu begrenzen oder ganz auszusetzen bzw. wiederholt längere Internetnutzung als beabsichtigt
	Beispielfrage (1)	Haben Sie schon erfolglos versucht, die Internetnutzung zu reduzieren?
	Beispielfrage (2)	Haben Sie wiederholt das Gefühl, das Gespür für das Verstreichen der Zeit zu verlieren, wenn Sie online sind?
Einschränkungen und Interessen-verlust	Inhalte	Die Internetnutzung wird zur dominierenden Beschäftigung vor anderen Lebensbereichen; andere Interessensgebiete werden verdrängt
	Beispielfrage (1)	Haben Sie festgestellt, dass Ihnen andere Aktivitäten (außer der Internetnutzung) weniger Spaß machen als früher?
	Beispielfrage (2)	Haben Sie andere Interessen oder Hobbies reduziert oder ganz aufgegeben, um sich stärker dem Internet widmen zu können?
Fortführung des Konsums trotz negativer Konsequenzen	Inhalte	Einschnitte und negative Folgen in verschiedenen Lebensbereichen auf Grund der Internetnutzung
	Beispielfrage (1)	Haben Sie festgestellt, dass Sie im Zuge der Internetnutzung weniger mit Freunden oder der Familie unternommen haben?
	Beispielfrage (2)	Haben Ihre Leistungen am Arbeitsplatz/in der Schule/im Studium nachgelassen oder an Qualität verloren, seitdem Sie das Internet intensiver nutzen?

2 Störungstheorien und -modelle

Hinsichtlich der Pathogenese von substanzungebundenen Abhängigkeiten scheinen neben soziostrukturellen, soziopolitischen und anthropologischen Faktoren vor allem psychologische und neurobiologische Variablen eine wichtige Rolle zu spielen.

Lernprozesse

Auf der Ebene der psychologischen Faktoren, die das Gerüst des Bedingungsgefüges der Suchtentstehung bei Verhaltenssüchten darstellen, sind vor allem Lernprozesse, wie die klassische und operante Konditionierung, beteiligt (Bilke-Hentsch, Wölfling & Batra, 2014; Grüsser & Albrecht, 2007). Verhaltenssüchte werden dabei als dysfunktional erlernte Verhaltensweisen verstanden. Ein derartiges Krankheitsmodell impliziert, dass die exzessiven Verhaltensweisen auch wieder verlernt werden können. Merkmale des Lernens sind demnach sowohl für die Entstehung, im Umkehrschluss aber auch für die Therapie von psychischen Störungen als zentral anzusehen. In der Verhaltenstherapie wird daher auch über Lernprozesse insbesondere eine Rückbildung von pathologischen Gewohnheiten (z.B. Abstinenz vom Glücksspiel), eine Abschwächung zuvor etablierter neuronaler Vernetzungen (z.B. Reaktionsverhinderung beim Verlangen zu kaufen oder zu spielen, Expositionstraining) sowie durch die Ausformung fehlender oder alternativer Handlungsmuster (z.B. Aufbau funktionaler Stressbewältigungsfähigkeiten) angestrebt. Bei der Entstehung einer Suchterkrankung wird davon ausgegangen, dass der Betroffene lernt, schnell und effektiv seine Gefühle durch den Suchtmittelgebrauch zu regulieren, wobei gleichzeitig andere adäquate – zuvor z.B. Freude bringende und die Gefühle regulierende – Verhaltensweisen in den Hintergrund rücken. Diese werden schließlich als zunehmend weniger belohnend empfunden und somit auch nicht mehr in der gleichen Häufigkeit ausgeführt (Bilke-Hentsch et al., 2014). Studien, die substanzgebundene und substanzungebundene Abhängigkeitserkrankungen verglichen haben, zeigten, dass Lernprozesse nicht nur bei der wiederholten und gewohnheitsmäßigen Zufuhr von psychotropen Substanzen zur Entstehung von Suchtphänomenen führen können, sondern dass auch durch die gewohnheitsmäßige Ausübung belohnender Verhaltensweisen, wie etwa beim wiederholten Kaufen, Glücksspielverhalten oder der Internetnutzung, Suchtprozesse entwickelt werden können (Bilke-Hentsch et al., 2014).

Klassische Konditionierung

Zuvor neutrale äußere (z.B. Anblick einer Warenauslage, einer Spielkarte, eines Spielautomaten oder einer Website) oder interne Reize (z.B. bestimmte Gefühlszustände, Stresserleben) können mit dem Suchtverhalten assoziiert werden. Bei mehrfacher Verknüpfung der Reize mit dem Suchtverhalten können die vormals neutralen Reize dann als erlernte konditionierte suchtmittelassoziierte Reize einen motivationalen Zustand (= konditionierte Re-

Operante Konditionierung

aktion) auslösen, der zu Verlangen nach dem Suchtverhalten führt (Grüsser & Wölfling, 2003; Sharpe, 2002). Darüber hinaus kann die Suchtentstehung auch durch operante Konditionierungsprozesse erklärt werden. Nachdem das süchtige Verhalten ausgeführt wurde, wirkt der angenehme Suchtmitteleffekt (z. B. Euphorie) belohnend, also positiv verstärkend, auf das Verhal-

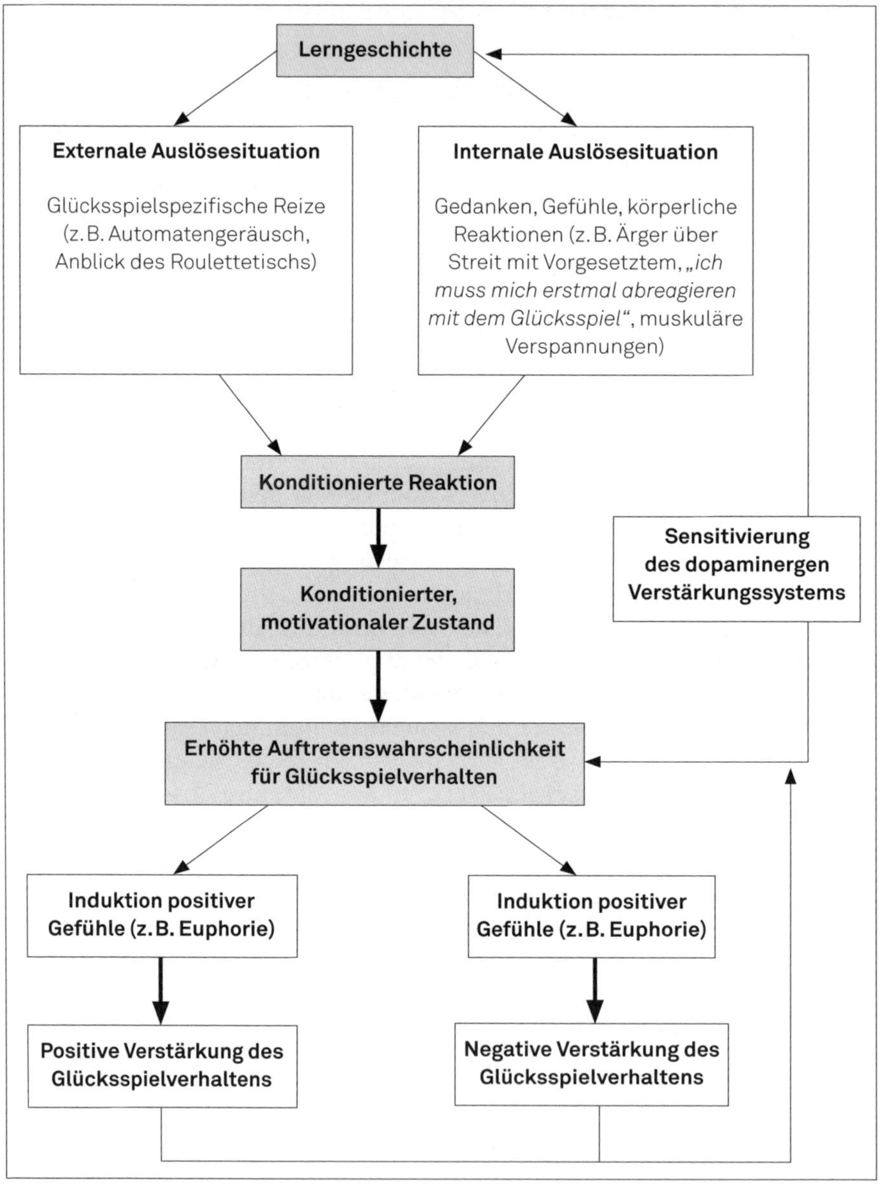

Abbildung 1: Klassische und operante Konditionierung bei pathologischem Glücksspielverhalten (modifiziert nach Grüsser & Thalemann, 2006, S. 33)

ten. Neurobiologisch basierte Erklärungsmodelle von Suchterkrankungen postulieren dabei, dass aufgrund einer Neuroadaptation des körpereigenen (dopaminergen) Belohnungssystems eine Aufmerksamkeitszuwendung gegenüber drogen- oder glücksspielbezogenen Reizen ausgelöst werden kann (Robinson & Berridge, 2008). Durch die im Rahmen der Konditionierung auftretende fortschreitende Neuroadaptation kommt es zu einer Anreizhervorhebung (incentive salience), d.h., dass sich die Wahrnehmung für bestimmte konditionierte Reize im Sinne einer erhöhten Aufmerksamkeit verändert und dass diese als besonders attraktiv wahrgenommen und damit „gewollt" aus der allgemeinen Reizfülle hervorgehoben werden (motivationaler Wertzuwachs). Drogen- oder verhaltenssuchtbezogene Reize rufen demnach bei Personen, die eine Suchtentwicklung durchlaufen, einen spezifischen erlernten Motivationszustand – das Suchtverlangen – hervor. Das Auftreten von Suchtverlangen führt dann in Folge zu erneutem Spielverhalten. Dieser Vorgang läuft wahrscheinlich unbewusst ab. Die Verbindung der Reizrepräsentation mit der Aktivierung des mesolimbischen Dopaminsystems führt u.a. zur Bildung impliziter Gedächtnisinhalte, die der bewussten Verarbeitung nicht zugänglich sind. Diese erlernte Aufmerksamkeitszuwendung könnte das neurobiologische Korrelat eines sogenannten individuell erworbenen Suchtgedächtnisses darstellen (Robinson & Berridge, 2008).

Negative Verstärkungsprozesse

Wenn nun durch das Suchtmittelverhalten Entzugserscheinungen oder Anspannungszustände, also unangenehme Situationen, vermieden oder beseitigt werden, wirkt dies negativ verstärkend. Das Glücksspielverhalten führt im Verlauf zu weiteren, immer schwerwiegenderen Problemen. Der Betroffene versucht, diese erneuten Belastungen und deren unangenehme, vorrangig psychische Auswirkungen verstärkt „wegzukaufen", „wegzuspielen" und zu vergessen (Bilke-Hentsch et al., 2014). In Abbildung 1 sind die beschriebenen Prozesse exemplarisch für Spielsucht zusammengefasst.

2.1 Risikofaktoren und Störungsmodell für pathologisches Kaufen

Aufgrund empirischer Daten aus den Bereichen Psychiatrie, Psychologie, Psychosomatik sowie Konsum- und Verbraucherforschung werden verschiedene Risikofaktoren als bedeutsam bei der Entstehung von Kaufsucht angesehen (A. Müller, Mitchell et al., 2015). Allerdings stützen sich die Angaben ausschließlich auf Querschnittsuntersuchungen und lassen daher keine validen Rückschlüsse auf kausale Zusammenhänge zwischen den einzelnen Variablen zu. Gleichwohl berechtigen klinische Anamnesen zu der Annahme, dass viele der nun genannten Aspekte potenzielle Risikofaktoren für pathologisches Kaufen darstellen. Die Auflistung ist keinesfalls als vollständig zu betrachten. Im Einzelfall können weitere Entstehungsfaktoren vorliegen, die hier nicht berücksichtigt sind.

Depression, soziale Ängste und Selbstwertprobleme

Angst und Depression. Kaufsucht ist häufig mit klinisch manifesten psychischen Störungen vergesellschaftet (vgl. Kap. 1.6). Depression, soziale Ängste und damit verbundene Selbstwertprobleme sowie Selbstunsicherheit können das Risiko für eine Kaufsucht erhöhen. Sogenannte „Ecological Momentary Assessment"-Untersuchungen an Patienten mit pathologischem Kaufen haben ergeben, dass negative Befindlichkeiten durch Kaufhandlungen zumindest kurzfristig kompensiert werden, was im Sinne von negativen Verstärkungsprozessen wahrscheinlich zur Aufrechterhaltung von kaufsüchtigem Konsumverhalten beiträgt (A. Müller, Mitchell et al., 2015).

Temperament und Persönlichkeitsvariablen. Nachdem bei kaufsüchtigen Patienten wiederholt eine erhöhte Impulsivität, eine generelle Neigung zu unvorteilhaften und riskanten Entscheidungen und Defizite in der Selbstkontrolle festgestellt wurden, sind diese Faktoren möglicherweise prädisponierend für eine Kaufsucht. Emotional-instabile, narzisstische und/oder zwanghafte Persönlichkeitseigenschaften sind ebenfalls Vulnerabilitätsfaktoren. Im Einzelfall spielen zudem dissoziale Persönlichkeitsakzentuierungen, die sich in Form von wiederholtem Lügen, Missachten der Rechte anderer, Vortäuschen von Zahlungsfähigkeit und anderen gesetzwidrigen Verhaltensweisen zur Befriedigung des Kaufdranges äußern, eine Rolle.

Materielle Werte

Materielle Werteorientierung. Die meisten Befunde zur Bedeutsamkeit von materiellen Werteeinstellungen entstammen der Konsumforschung. Wenn der Besitz von materiellen Gütern ein erstrebenswertes Ziel darstellt und eine sehr zentrale Rolle im Leben einnimmt, kann dies zur Entstehung und Aufrechterhaltung von kaufsüchtigem Verhalten beitragen.

Negative Lebensereignisse. Ausgehend von Patientenberichten kann pathologisches Kaufen durch negative Lebenserfahrungen, z.B. traumatische Erlebnisse, ausgelöst werden. Zumindest wird im klinischen Kontext sehr häufig eine zeitliche Kontingenz von negativen Life Events und dem Auftreten oder der rapiden Verschlechterung kaufsüchtiger Symptome berichtet.

Umweltfaktoren. Dass Kaufattacken durch ein reichhaltiges Produktangebot und Marketingstimuli getriggert werden, scheint plausibel. Das Internet gestattet zudem eine von Ladenöffnungszeiten völlig unabhängige Kaufkultur, bei der unbegrenztes „Browsing" möglich ist und man unbeobachtet shoppen kann. Digitale, gegebenenfalls auch personalisierte Werbeangebote können unaufgefordert und gezielt per E-Mail oder Apps zum Verbraucher gelangen und Kaufwünsche auslösen. Durch 1-Klick-Käufe wird die Zeitspanne zwischen Kaufwunsch und Warenbestellung extrem minimiert. Das willentliche Abwägen bei der Kaufentscheidung tritt dabei in den Hintergrund. Ergebnisse aus der Konsum- und Verbraucherforschung zeigen zudem, dass Optionen wie bargeldloses Bezahlen oder Ratenzahlungen sowie die inadäquate Aufnahme von Krediten zu impulsiven Kaufentscheidungen und damit auch zu pathologischem Kaufen beitragen.

Biologische Faktoren. Ähnlich wie bei den anderen Verhaltenssüchten wird auch beim pathologischen Kaufen eine Dysbalance im serotonergen, dopaminergen und Opiatsystem diskutiert. Allerdings sind biologische Mechanismen bisher kaum erforscht worden. Die wenigen bislang veröffentlichten Bildgebungsstudien aus dem Bereich der Neuroökonomie lassen jedoch eine neurobiologische Komponente im Sinne einer erhöhten Aktivität im Belohnungssystem bei gleichzeitig verringerter Bestrafungssensitivität und reduziertem Verlustempfinden vermuten (A. Müller, Mitchell et al., 2015).

Kognitiv-behaviorales Modell

Kellett und Bolton (Kellett & Bolton, 2009) haben versucht, das komplexe Zusammenspiel der verschiedenen Bedingungsfaktoren sowie den Entwicklungsverlauf in einem kognitiv-behavioralen Phasenmodell zusammenzufassen. Die Grundzüge dieses Modells sind in Abbildung 2 veranschaulicht. Danach können vier Stadien pathologischen Kaufens postuliert werden: Antezendenzbedingungen, interne und externe Auslöser, Kaufepisode und Nachkaufphase.

Das Modell geht davon aus, dass frühe Erfahrungen sowie familiäre und Sozialisationsbedingungen zur Entwicklung individueller Schemata beitragen, die sich in einer materiellen Werteorientierung, irrationalen Kaufüberzeu-

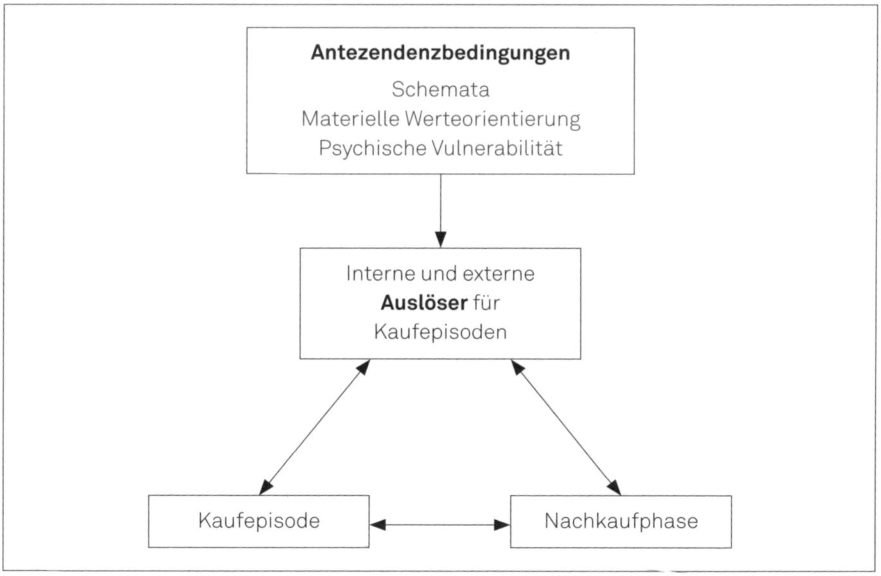

Abbildung 2: Bedingungsmodell pathologischen Kaufens (modifiziert nach Kellett & Bolton 2009, S. 91)

Teufelskreis aus internen und externen Kaufstimuli, Kaufattacke und Nachkaufphase

gungen und einer Art Konsumfetischismus ausdrücken können. Hinzu kommt eine erhöhte Vulnerabilität für psychische Erkrankungen. Zentraler Bestandteil des Modells ist der Teufelskreis aus Auslösern, Kaufattacken und Nachkaufphase. Bei Auslösern kann zwischen internen und externen unterschieden werden. Depressivität, Ängstlichkeit, Langeweile und andere negative Befindlichkeiten zählen zu den internen Auslösern. Externe Trigger können Werbung, Marketingstimuli (z.B. Preisnachlässe, Ladenatmosphäre, Produktdesign, Hintergrundmusik, In-app-Werbung, In-game-Advertising), ein als angenehm empfundener Kontakt mit der Komplimente-machenden Verkäuferin oder die Illusion von Solvenz aufgrund eines Kredites sein. Diese Stimuli können Kaufattacken auslösen, die in aller Regel planlos oder chaotisch ablaufen und bei der sich die betreffende Person nicht in Begleitung eines anderen Menschen befindet. Während des Kaufaktes sind die Betroffenen oft angenehm erregt und begeistert, manche spüren eine Stimmungsverbesserung und Entspannung oder so etwas wie Ebenbürtigkeit und „Aufwertung". Gleichzeitig sind sie völlig absorbiert in die Kaufsituation, blenden die potenziellen negativen Konsequenzen aus und widerstehen dem Kaufdrang nicht. Nach dem Kauf schämen sie sich wegen des Kontrollverlusts, sie bereuen den Einkauf und fühlen sich schuldig und verzweifelt angesichts der Folgeprobleme. Der Einkauf wird bagatellisiert oder verschwiegen und die negativen Konsequenzen werden ignoriert. Es kann zum (Wieder-)Auftreten oder zum Verstärken der negativen Befindlichkeiten kommen, was wiederum weitere Kaufattacken provozieren kann.

2.2 Risikofaktoren und Störungsmodell für Spielsucht

In Kapitel 1.3 wurde dargestellt, dass die Nutzung von unterschiedlichen Glücksspielen in der Bevölkerung eine hohe Verbreitung erfährt. Gleichzeitig weisen epidemiologische Studien aus, dass im Vergleich zu Glücksspielnutzenden der Anteil an Menschen, die ein pathologisches Glücksspielverhalten entwickeln, mit ca. 1% vergleichsweise gering ist. Vor diesem Hintergrund stellt sich die Frage, welche Bedingungen dazu beitragen, dass eine zuvor unbedenkliche Nutzung pathologische Züge annimmt. Die Frage nach spezifischen Vulnerabilitätsfaktoren ist demnach immanent.

Ähnlich wie bei anderen Suchterkrankungen auch, wird davon ausgegangen, dass dem pathologischen Glücksspiel ein komplexes Bedingungsgefüge aus individuellen Faktoren (z.B. Persönlichkeitsmerkmale), Umweltbedingungen (z.B. Sozialisation) und Aspekten des Angebots (z.B. Verbreitung und Zugänglichkeit von Glücksspielangeboten, strukturelle Ausgestaltung einzelner Glücksspielformen) zugrunde liegt.

Genetik und Sozialisation. Studien zu familiären Faktoren deuten auf den Einfluss von genetischen und von Sozialisationsfaktoren (z. B. vermittelt über Mechanismen des Modelllernens) hin. Aus familienanamnestischen Studien geht hervor, dass die Wahrscheinlichkeit steigt, Glücksspiele regelmäßig zu nutzen, wenn bereits die Eltern ein regelmäßiges Glücksspielnutzungsverhalten aufweisen. Eine repräsentative Studie an deutschen Jugendlichen belegte zudem, dass das Risiko für pathologisches Glücksspiel für Minderjährige um den Faktor 4 stieg, wenn mindestens ein Elternteil regelmäßig an Glücksspielen teilnahm (K. W. Müller, Dreier et al., 2014).

Glücksspielform. Daneben erweisen sich auch Merkmale der genutzten Glücksspielform als pathogenetisch relevant. Insbesondere strukturelle Merkmale einzelner Glücksspielangebote, wie etwa die Ereignisfrequenz und die subjektive Kontrollierbarkeit des Spielablaufs stehen mit einer erhöhten Wahrscheinlichkeit des Kontrollverlusts in Zusammenhang und erklären unter Umständen, warum gerade Geldspielautomaten ein erhöhtes Gefährdungspotenzial für den Spielenden verkörpern.

Biologische Faktoren. Bildgebende Studien haben zeigen können, dass von neurochemischen Dysbalancen bei Betroffenen auszugehen ist, die insbesondere das dopaminerge, serotonerge und cholinerge System betreffen (Pallanti, Bernardi, Quercioli, DeCaria & Hollander, 2006).

Erhöhtes Risiko bei Männern

Soziodemografische Merkmale. Daneben erweisen sich bestimmte soziodemografische Merkmale als Korrelate des pathologischen Glücksspielens. In großer Übereinstimmung zeigen epidemiologische Studien, dass Männer ein erhöhtes Risikopotenzial mitbringen (Meyer et al., 2011). In Deutschland zeigt sich zudem immer wieder, dass bei Personen mit Migrationshintergrund ein erhöhtes Erkrankungsrisiko besteht, wobei neuere Erhebungen aufgezeigt haben, dass weniger der Migrationshintergrund, als vielmehr die angewandte Akkulturationsstrategie als Prädiktor für pathologisches Glücksspiel infrage kommt. So scheinen Personen mit Migrationshintergrund, die sich sowohl in ihrer Herkunftskultur als auch in der Kultur ihrer neuen Heimat fremd fühlen und sich von den kulturellen Werten beider Räume distanzieren (Akkulturationsstrategie der Separation), besonders gefährdet zu sein (K. W. Müller, Dreier et al., 2014).

Impulsivität und Neurotizismus. Auf Persönlichkeitsebene finden sich wiederholt Hinweise darauf, dass erhöhte Impulsivität und hoher Neurotizismus mit Glücksspielsucht assoziiert sind. Insgesamt legt die Forschung zu prämorbiden Vulnerabilitätsfaktoren jedoch nahe, dass innerhalb der Patienten nach der Art der suchtartig genutzten Glücksspielform unterschieden werden sollte.

Sharpe (Sharpe, 2002) verbindet in einem biopsychosozialen Modell zur Entstehung der Glücksspielsucht kognitive, lerntheoretische und physiologische

Prozesse (vgl. Abb. 3). Danach werden als Voraussetzung zur Entstehung von pathologischem Glücksspiel im Sinne individueller Vulnerabilitäten eine psychologische und eine biologische Vulnerabilität postuliert. Unter der psychologischen Vulnerabilität werden Einstellungen zum Glücksspielen oder eine hohe Impulsivität verstanden. Zur biologischen Vulnerabilität zählen eine spezifische Sensibilität des dopaminergen belohnungsabhängigen Systems,

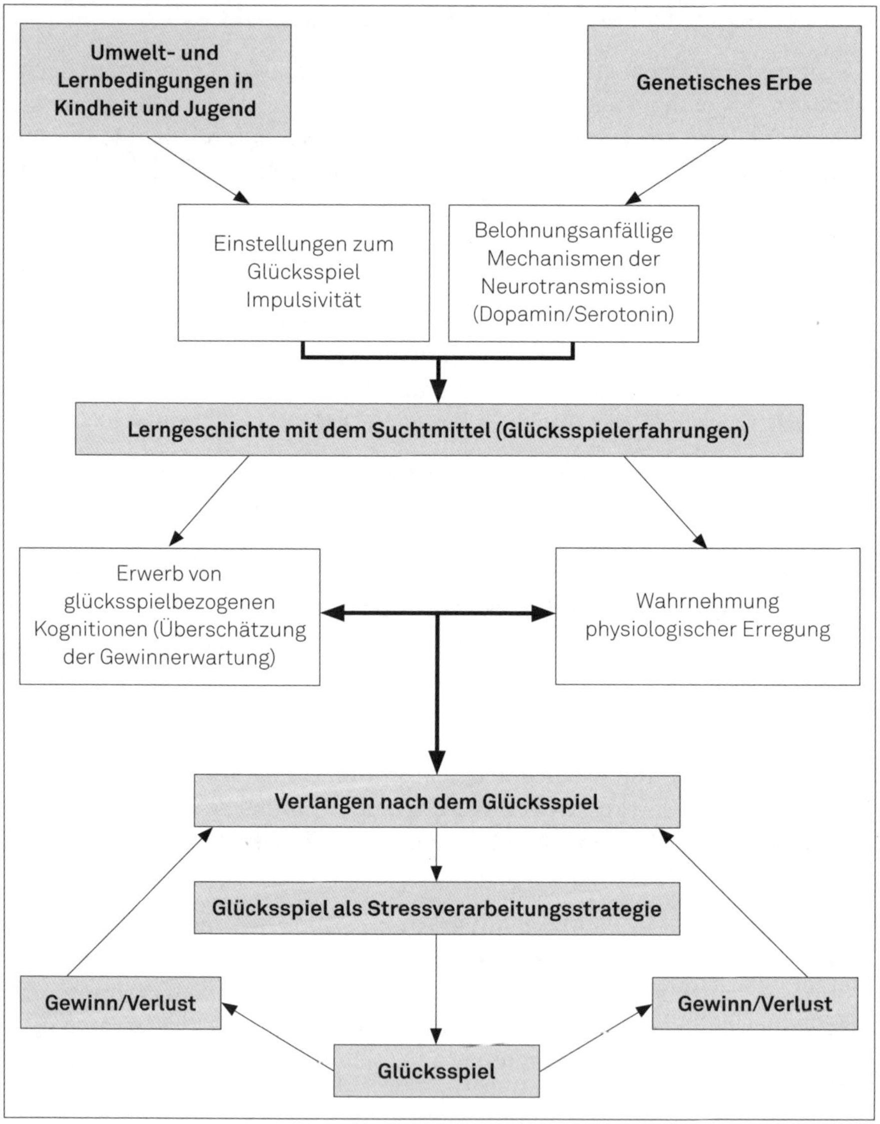

Abbildung 3: Biopsychosoziales Störungsmodell in Anlehnung an Sharpe (2002; Abbildung modifiziert nach Grüsser & Albrecht, 2007, S. 86)

aber auch des serotonergen, eher in die Affektivität involvierten, Systems. Auf derartige individuelle Bedingungen treffen frühe Glücksspielerfahrungen, Muster von frühen Gewinnen oder die soziale Einbindung in die Glücksspielsubkultur (z. B. Modelllernen im familiären Kreis). Durch die wiederholte Ausübung des Spielverhaltens wird nach dem Modell von Sharpe (2002) der Wahrnehmungsfilter über die Interpretation von Gewinn-/Verlust-Mustern hin zu einer Überschätzung der Gewinnwahrscheinlichkeiten und weg von einer realistischen Einschätzung der wahren Gewinn-Verlust-Wahrscheinlichkeit sukzessive beeinflusst. Durch die Modulation des Wahrnehmungsfilters nehmen bei Betroffenen schrittweise kognitive Fehler und Wahrnehmungsverzerrungen zu. Gleichzeitig wird die Erregung, die durch das Spielverhalten induziert wird, als gewünscht und gewollt hervorgehoben und mit Glücksspielen assoziiert. Durch weitere psychologische aber auch soziale Faktoren (bspw. kommt es zu dysfunktionaler Verarbeitung von interpersonellen Konflikten durch das Glücksspiel) bedingt, nehmen gesunde Bewältigungsstrategien und das Ausmaß der Kontrolle über das Glücksspiel mehr und mehr ab. Dadurch wird das Glücksspielverhalten zunehmend zur einzigen noch gut funktionierenden Bewältigungsstrategie und das Verlangen nach dem Glücksspiel wird in glücksspielfreien Zeiten immer stärker (Grüsser & Albrecht, 2007). Das biopsychosoziale Störungsmodell nach Sharpe (2002) (vgl. Abb. 3) verdeutlicht das Zusammenspiel von biologischer Vulnerabilität und sozialen sowie psychologischen Veränderungsprozessen.

Wahrnehmungsverzerrungen

2.3 Risikofaktoren und Störungsmodell für Internetsucht

Vulnerabilitäts-Prozessmodell

Ein aus dem klinischen Kontext abgeleitetes und hinsichtlich zentraler Annahmen empirisch validiertes ätiopathologisches Modell steht mit dem *Vulnerabilitäts-Prozessmodell der Internet- und Computerspielsucht (VP-IC)* zur Verfügung (K. W. Müller, Dreier & Wölfling, 2016). Es orientiert sich an Grundannahmen klassischer Diathese-Stress-Modelle, sowie an der biopsychosozialen Sichtweise und berücksichtigt somit ein komplexes Bedingungsgefüge aus psychischen, neurobiologischen und sozialen Aspekten bei der Krankheitsentstehung (vgl. Abb. 4).

Der Grundgedanke des Modells basiert auf der Annahme von bestimmten Vulnerabilitätsfaktoren (Persönlichkeitsmerkmale und vorbestehende neurobiologische Dysregulationen im dopaminergen und serotonergen System). Die Konstellation von bestimmten Persönlichkeitstraits (im Einzelnen: erhöhter Neurotizismus, verminderte Gewissenhaftigkeit) kann dazu führen, dass dem Individuum bestimmte Anpassungsprozesse in seiner psychosozialen Lebenswelt nicht oder nur unzureichend gelingen und die physikalische Umwelt als zunehmend stressreicher wahrgenommen wird. Solche Stresso-

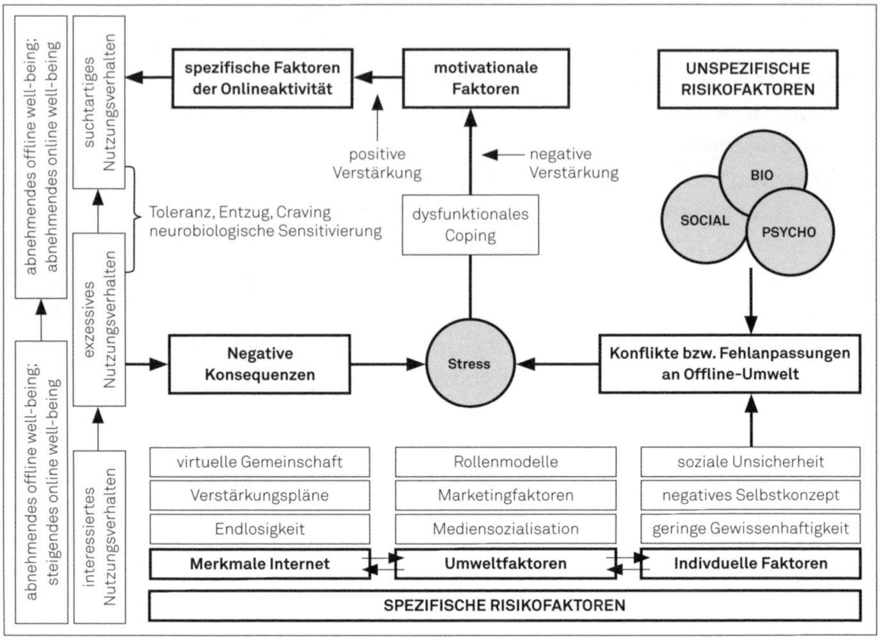

Abbildung 4: Vulnerabilitäts-Prozessmodell der Internet- und Computerspielsucht (K. W. Müller et al., 2016)

ren können sich zum Beispiel durch ausbleibende bzw. nicht wahrgenommene Leistungserfolge (befördert durch erhöhten Neurotizismus), Missverständnisse in sozialen Interaktionen bzw. Erfahrungen sozialer Abweisung (verminderte Extraversion) oder Schwierigkeiten in der Strukturierung des Alltags und der Zielplanung (verminderte Gewissenhaftigkeit) manifestieren. Gleichzeitig wird postuliert, dass ein lebensgeschichtlich früher und unzureichend regulierter Kontakt mit bestimmten Internetinhalten (z. B. Computerspielen, sozialen Netzwerken) zu einer erhöhten Sensibilisierung (auf psychologischer und neurochemischer Ebene) für die belohnenden Effekte, die durch die Internetnutzung erzielt werden (z. B. Flowerleben während eines Computerspiels) führt. In der Folge und mit fortschreitender exzessiver Nutzung kommt es zu einem sukzessiven Rückzug aus realweltlichen Lebensbereichen (wodurch auch die Chance vermindert wird, in diesem Bereich positive Lernerfahrungen zu machen) und einer verstärkten Hinwendung zu virtuellen Sphären. Bestimmte Wahrnehmungsverzerrungen und dysfunktionale Grundannahmen führen zu einer Verfestigung des Onlineverhaltens und einer generalisierten Misserfolgserwartung gegenüber allen nicht internetbezogenen Aktivitäten. Mit der Zeit erwachsen aus der exzessiv-suchtartigen Nutzung weitere Problemlagen (soziale Isolation, Leistungsversagen, Motivationsdefizite, Depressivität), die zu einer Zunahme der erlebten Stressbelastung und des Bedrohungsgehalts der realweltlichen Umwelt führen und auf die der Betroffene mit vornehmlich dysfunktionalen Stressbewältigungsstrategien reagiert und sich der Rückzug in die Virtualität verstärkt. Als eine weitere Komponente zur Erklärung der Fortführung des suchtartigen Konsums, berücksichtigt das VP-IC zudem bestimmte strukturelle und inhaltliche Charakteristiken der genutzten Internetanwendung (z.B. soziale Zugehörigkeit, soziale Verpflichtung, Rollenwechsel), wobei festzuhalten ist, dass bisherige Forschungsergebnisse speziell zu diesen Aspekten noch nicht weit fortgeschritten sind. Durch die Annahme, dass das psychische Wohlbefinden mit zunehmendem Rückzug in die virtuelle Welt und unter Verzicht auf realweltliche Erfahrungen letztendlich abnimmt, eröffnet das Modell zudem eine Erklärung dafür, dass sich zumindest ein Teil der Betroffenen irgendwann in professionelle Behandlung begibt bzw. selbständige Versuche zur Verhaltensänderung initiiert.

I-PACE-Modell

Einen vergleichbaren Ansatz verfolgt das *Interaction of Person-Affect-Cognition-Execution (I-PACE)-Modell* (Brand, Young, Laier, Wölfling & Potenza, 2016). Auch hier wird die Annahme vertreten, dass ein suchtartiger Konsum von spezifischen Internetinhalten als Konsequenz des Zusammenspiels zwischen bestehenden Prädispositionen (psychologischen und neurobiologischen Faktoren) und Moderatoren anzusehen ist. Letztere sollen insbesondere bestimmte habituelle Copingstrategien, subjektive Wirkungserwartungen an die Effekte der Internetnutzung, sowie spezifische kognitive Verzerrungen einbeziehen. In der konkreten Situation sollen bestimmte Trigger mit dysfunktionalen affektiven und kognitiven Reaktionen beantwortet werden und im Zusammenhang mit einer verminderten exekutiven Kontrolle zu wiederholt exzessiven Konsumsituationen führen, die durch Konditionierungsprozesse weiter konsolidiert werden.

Für beide Modelle liegen derzeit empirische Überprüfungen einzelner Annahmen vor, die grundsätzlich auf deren Gültigkeit hindeuten (Brand et al., 2016; K. W. Müller et al., 2016) und beide als vielversprechende Ansätze zur Erklärung internetsüchtigen Verhaltens ausweisen. Ob sie jedoch auch hinsichtlich der Aufrechterhaltung des suchtartigen Verhaltens zu einem tieferen Verständnis beitragen, muss noch geklärt werden.

3 Pathologisches Kaufen

Im Folgenden wird das Vorgehen bei der Diagnostik und Behandlung des pathologischen Kaufens dargestellt.

3.1 Diagnostik und Indikation

3.1.1 Hinweise zur Diagnostik

Zur Diagnosestellung ist ein klinisches Interview notwendig

Pathologisches Kaufen sollte immer im Rahmen eines klinischen Interviews diagnostiziert werden. Für ein erstes Screening, zur Ergänzung der Diagnostik oder zur Verlaufskontrolle kann natürlich auch auf Fragebögen zurückgegriffen werden (vgl. Kap. 1.7). Diese können das Interview jedoch keinesfalls ersetzen. Grundsätzlich sollte sich die Exploration des pathologischen Kaufens an den von McElroy et al. (1994) vorgeschlagenen diagnostischen Kriterien orientieren und diese abfragen (vgl. Kap. 1.2).

Die meisten kaufsüchtigen Patienten begeben sich erst in Therapie, wenn sie wegen der immensen kaufsuchtbedingten Verschuldung nicht mehr ein noch aus wissen, sie von ihren Familienangehörigen oder Freunden darum gebeten wurden oder ihnen ihr Anwalt dazu geraten hat. Manchmal besteht auch eine gerichtlich verordnete Therapieauflage. Dies ist der Fall, wenn zur Befriedigung des Kaufdrangs bereits Straftaten begangen worden sind und Anzeigen wegen Vortäuschen von Zahlungsfähigkeit, Veruntreuung o. Ä. vorliegen. Die Unterscheidung zwischen kaufsuchtbedingter Beschaffungsdelinquenz und rein kriminellen Betrugshandlungen gelingt nur im ausführlichen klinischen Gespräch. Der Untersucher sollte die Kaufhandlungen, die handlungsleitenden Motive und den Umgang mit den Konsumwaren nach deren Erwerb detailliert explorieren. Wie bereits im Kapitel 1.2 erwähnt und im Bedingungsmodell von Kellett und Bolton (2009) beschrieben, dienen die Kaufhandlungen bei kaufsüchtigen Menschen in erster Linie der Emotionsregulation. Nach dem Erwerb verlieren die betroffenen Personen sehr schnell das Interesse an den Konsumgütern, benutzen sie nur kurzzeitig oder gar nicht und verstauen sie oft noch mit Preisschildern versehen irgendwo. Pathologisches Kaufen dient also nicht dem nachhaltigen Konsum, der Bereicherung oder dem gewinnbringenden Wiederverkauf.

Die tatsächlichen Kaufmotive können mitunter nicht hinreichend innerhalb eines einzigen diagnostischen Gesprächs exploriert werden. Manchmal sind mehrere Sitzungen notwendig. Auch die Hinzuziehung von Angehörigen hat sich als hilfreich erwiesen. Zu bedenken ist außerdem, dass der Kontrollver-

Verzerrter Wahrheitsgehalt der Selbstauskunft

lust beim Einkaufen, die finanziellen Probleme und die Lügen schambesetzt sind. Daher fällt es vielen Patienten schwer, sich sofort zu öffnen und völlig wahrheitsgetreu in aller Ausführlichkeit über ihre Kaufexzesse zu sprechen.

In den letzten Jahren ist sowohl das mediale als auch das fachliche Interesse an pathologischem Kaufen gestiegen. Dies wirkt sich positiv auf das Inanspruchnahmeverhalten aus. Mittlerweile suchen zunehmend auch jüngere Patienten und Menschen im Anfangsstadium der Erkrankung eine störungsspezifische Behandlung auf, was die Prognose natürlich verbessert. Darunter sind viele, die es geschafft haben, sich ihrem Hausarzt oder anderen Behandlern frühzeitig anzuvertrauen und die von diesen dann an Spezialambulanzen überwiesen werden.

Im Folgenden sind einige Einstiegsfragen aufgelistet (vgl. auch die Karte am Ende des Buches), die sich zu Beginn der Exploration als hilfreich erwiesen haben.

Einstiegsfragen zur Exploration von pathologischem Kaufen

- Haben Sie schon oft Dinge gekauft, von denen Sie hinterher festgestellt haben, dass Sie sie gar nicht benötigen?
- Kreisen Ihre Gedanken oft ums Thema Kaufen?
- Kommt es oft vor, dass Sie Dinge, die Sie gekauft haben, kaum oder vielleicht sogar gar nicht benutzt haben?
- Kommt es oft vor, dass Sie etwas, das Sie gekauft haben, nicht auspacken, weil Sie es vergessen haben?
- Hat sich schon einmal jemand darüber beschwert, dass Sie zu viel kaufen oder dass Sie zu viel Geld ausgeben?
- Hatten Sie schon einmal finanzielle Probleme oder sind schon einmal Konflikte mit Angehörigen/Freunden aufgetreten, weil Sie etwas gekauft haben, obwohl Sie eigentlich nicht genügend Geld dafür hatten oder obwohl das Geld für etwas anderes gedacht war?
- Haben Sie sich schon öfter Geld geborgt, um etwas kaufen zu können?
- Passiert es des Öfteren, dass Sie viel länger als geplant einkaufen oder dass Sie viel mehr Geld als ursprünglich geplant ausgeben?

Falls eine Frage mit „Ja“ beantwortet wird:

- Bitte beschreiben Sie mir das näher.

Wenn eine dieser Fragen bejaht wird, sollte um eine möglichst präzise Beschreibung des Sachverhalts gebeten werden. Dabei sollte auch eruiert werden, ob es sich um eine Offline- oder Online-Kaufsucht bzw. um eine Mischform handelt. In einem nächsten Schritt sollten Fragen nach emotionalen und gedanklichen Hintergründen des Kaufverhaltens gestellt werden. Das bedeutet, dass die Kaufepisoden nicht nur auf der Verhaltensebene, sondern auch auf emotionaler und gedanklicher Ebene genau eruiert werden sollten. Es kann vorkommen, dass der Auflösungsgrad der Antworten auf diese Fragen am Anfang sehr grob und damit unbefriedigend bleibt. Manchen Patienten fehlt anfangs noch der Zugang zu ihren Gefühlen und Gedanken und sie benötigen daher therapeutische Unterstützung zur Selbstreflexion.

In Anlehnung an das Modell von Kellett und Bolton (2009) sollten der Erkrankungsverlauf sowie die Auslöser, die Kaufattacken selbst und die Nachkaufphase eruiert werden (vgl. Kap. 2.1).

Merke

Der Ablauf einer Kaufattacke sollte sehr gründlich auf behavioraler, kognitiver und emotionaler Ebene exploriert werden.

Da es sich in der Regel um einen chronischen, episodenhaften Verlauf handelt, sollte nicht nur die Kaufsuchtsymptomatik, sondern auch deren Beginn und zeitliche Zusammenhänge mit biografischen Hintergründen, Lebenskrisen und anderen Erkrankungen erfragt werden, um erste vorläufige Annahmen über mögliche Wechselwirkungen zu entwickeln. Hier kann beispielsweise das Aufzeichnen einer Lebenslinie mit biografischen Ereignissen, Life-Events, anderen psychischen oder körperlichen Erkrankungen und Kaufsuchtepisoden (einschließlich Schweregrad) helfen.

Merke

Zusammenhänge zwischen Kaufsuchtsymptomatik und biografischen Hintergründen, Lebenskrisen und anderen Erkrankungen sind wichtig.

Andere psychische Erkrankungen

Kaufsucht und etwaige komorbide psychische Probleme können sich wechselseitig bedingen. Dieser Mechanismus kann sich negativ auf die Prognose auswirken und ist im Behandlungsplan zu berücksichtigen. Deswegen sollte immer auch eine ausführliche psychische Anamnese erfolgen, um die Komorbidität in das individuelle Bedingungsmodell einzubeziehen und ggf. differenzielle oder ergänzende Behandlungen anzubieten.

Merke

Es ist wichtig, komorbide psychische Erkrankungen zu explorieren.

Ebenso sind der Umgang mit anderen Suchtstoffen (z.B. Alkohol), die Neigung zu anderen Verhaltenssüchten (z.B. Internetsucht) und Medikamenteneinnahme (v.a. Dopaminersatztherapie) von Interesse.

Psychosozialen Hintergrund und finanzielle Situation explorieren

Der Untersucher sollte sich unbedingt ein Bild über die familiäre, soziale, berufliche und finanzielle Situation des Patienten machen. Wie bereits erwähnt, zeitigt pathologisches Kaufen fast immer Probleme in diesen Bereichen. Familiäre Konflikte aufgrund der Kaufsucht sind eher die Regel als die Ausnahme. Manche Patienten haben ihren Arbeitsplatz aufgrund von Betrugsdelikten verloren, sind straffällig geworden oder mussten Privatinsolvenz anmelden. Sicher gehören Schuldnerberatung, Reintegration ins Berufsleben und Prozessbegleitung nicht zu den primären Aufgaben in der Psychotherapie. Gleichwohl sollten Patienten von Therapeutenseite dabei unterstützt werden, diese Dinge anzugehen, weil das Ausblenden dieser Aspekte den Therapieerfolg und vor allem dessen Nachhaltigkeit torpedieren kann. Allerdings sind Moralisieren, Rigidität und Androhungen (z. B. „Wir können mit der Behandlung erst beginnen, wenn Sie diese Dinge erledigt haben.") fehl am Platz und führen eher dazu, dass die Patienten sich nicht öffnen oder die Therapie noch vor deren eigentlichem Beginn abbrechen.

Merke

Familiäre, soziale, berufliche und finanzielle Folgeprobleme müssen berücksichtigt werden.

3.1.2 Hinweise zur Indikation

Angesichts der hohen psychischen Komorbidität verfügen viele Patienten bereits über Psychotherapieerfahrungen. Es lohnt sich, danach zu fragen und mögliche Anknüpfungspunkte zu thematisieren. Im günstigen Fall kann auf Vorerfahrungen aufgebaut werden. Viele Patienten kommen fremdmotiviert zur Therapie, beispielsweise auf Wunsch von Familienangehörigen, Freunden, Vorgesetzten, Bewährungshelfern oder auf Anraten ihres Rechtsanwalts. Intrinsische Änderungsmotivation kann daher in der Anfangsphase nicht unbedingt vorausgesetzt, sondern muss oft erst aufgebaut werden. Auf Strategien zum Motivationsaufbau wird im folgenden Kapitel näher eingegangen.

3.2 Behandlung

3.2.1 Darstellung der Therapiemethoden

Im Folgenden werden in Anlehnung an das Manual von A. Müller, de Zwaan und Mitchell (2008) die Grundzüge einer störungsspezifischen kognitiv-behavioralen Psychotherapie skizziert.

3.2.2 Rahmenbedingungen und Therapieziele

Gruppensetting Die Behandlung sollte wöchentlich stattfinden. Falls ein Gruppenformat gewählt wird, sollte die Teilnehmerzahl 6 bis 8 Patienten nicht überschreiten. In der klinischen Praxis hat sich ein geschlossenes Gruppensetting mit 90-minütigen Sitzungen bewährt. Vorab sollte besprochen werden, ab wie vielen Fehlterminen ein Patient aus der Gruppe ausscheiden muss. Das Behandlungsmanual von A. Müller et al. (2008) sieht 12 ambulante Termine vor. Das Fehlen bei mehr als zwei Terminen hat sich als ungünstig sowohl für den einzelnen Patienten als auch für die Gruppe, in der nach unserer Erfahrung sehr bald über schambezogene Inhalte (z. B. Verschuldung, Straffälligkeit) gesprochen wird, erwiesen.

Therapieziele Im Fokus der Behandlung steht die Normalisierung des Kaufverhaltens. Die Konkretisierung des Therapieziels „normales Kaufverhalten" ist nicht unbedingt einfach. Da Patienten sich hinsichtlich ihrer sozialen, beruflichen und finanziellen Situation stark unterscheiden (z. B. alleinerziehende, arbeitslose Mutter vs. Ärztin, die mit ihrem Ehemann eine Praxis führt), kann das Therapieziel nicht über alle Patienten hinweg anhand von monatlichen Geldausgaben operationalisiert werden. Angemessenes Kaufverhalten geschieht bedarfsgerecht, zweckgebunden und der Vermögenslage entsprechend. Das alleinige Anlegen dieser Kriterien charakterisiert zugegebenermaßen nur einen Bruchteil des Warenkonsums in unserer Gesellschaft. Andererseits zeichnen sich angemessene Kaufentscheidungen dadurch aus, dass jedes dieser Kriterien zu einem gewissen Grad zutrifft und dass das Kaufen nicht vorrangig zur Kompensation von negativen Befindlichkeiten eingesetzt wird. Ungünstig ist die bedenkenlose Übernahme fremder Therapieziele, die von den Angehörigen, dem Anwalt, dem Bewährungshelfer, Mitpatienten u. a. formuliert wurden, auch, wenn sie durchaus plausibel erscheinen.

Merke

Zu Beginn der Therapie sollten individuelle Therapieziele vereinbart und operationalisiert werden.

Das Erreichen einer generellen Kaufabstinenz stellt sicher kein sinnvolles Therapieziel dar. Ebenso entspricht die Regel, dass sich von nun an und für immer jegliche Kaufentscheidung zu 100 % an Bedarf und Zweck orientieren muss, nicht der gesellschaftlichen Realität. Indessen ist ein striktes Abstinenzgebot für spezifische Kaufsituationen – also via Katalog, TV-Shoppingkanal, App Stores oder in kleinen Spezialgeschäften (z. B. Designerboutique) – in Anlehnung an das Prinzip der Punktabstinenz (Lindenmeyer, 2005) im Einzelfall durchaus angebracht. Die Präzisierung realistischer Veränderungsziele, die auf die soziale, berufliche und finanzielle Situation des Patienten abgestimmt sind, mag für manche Patienten ein schwieriger Entscheidungsprozess sein, bei dem sie Unterstützung und oft mehrere Therapiesitzungen benötigen.

Bei Behandlung in der Gruppe stehen die Beziehungen innerhalb dieser zwar nicht im Mittelpunkt. Gleichwohl entsteht eine Gruppendynamik, von der die Patienten im Sinne unspezifischer Gruppenwirkfaktoren sehr profitieren können (z.B. Gruppenkohäsion, wechselseitige Offenheit). Auftretende Probleme zwischen Gruppenmitgliedern sollten in jedem Fall im Sinne Therapie gefährdenden Verhaltens thematisiert werden.

Merke

Im Fokus der Behandlung stehen die Normalisierung des Kaufverhaltens und das Erkennen und Modifizieren von Situationen, Gedanken und Gefühlen, die kaufsüchtiges Verhalten bedingen.

Motivierende Gesprächsführung

Grundsätzlich wird eine motivierende Gesprächsführung empfohlen (Miller & Rollnick, 2005), bei der die Patienten durch eine wertschätzende Haltung, aktives Zuhören sowie offene Fragen beim Erkunden und Auflösen von Widersprüchen und Erkennen eigener Ressourcen unterstützt werden. Wie be-

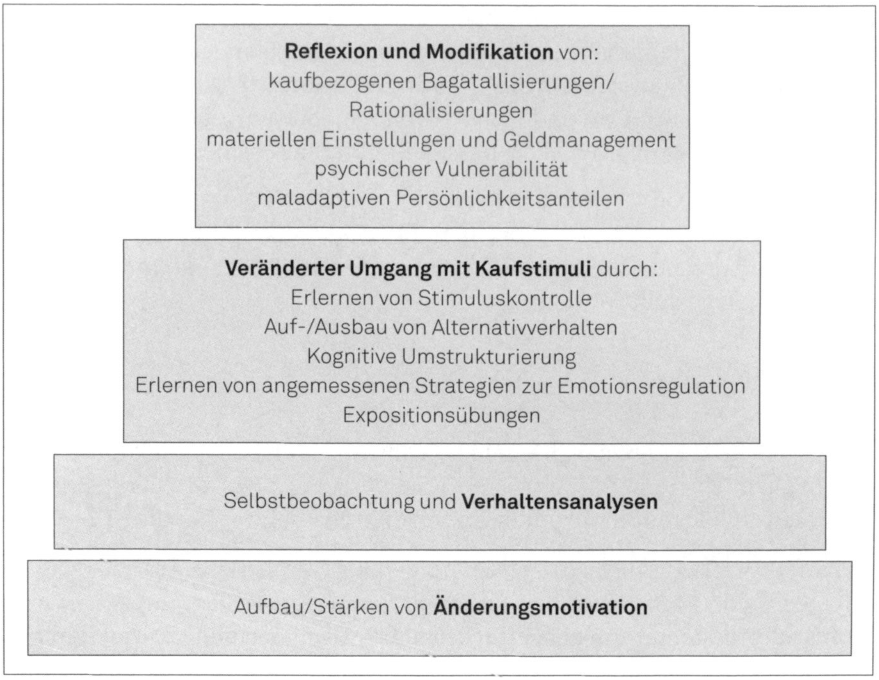

Abbildung 5: Therapiebausteine einer kognitiv-verhaltenstherapeutischen Behandlung von pathologischem Kaufen

reits erwähnt, führt ein belehrendes, moralisierendes Therapeutenverhalten eher zu Abwehr beim Patienten. Hingegen haben sich wertschätzende Provokation und Humor im Umgang mit vielen Patienten als durchaus hilfreich erwiesen.

Abbildung 5 zeigt die grundlegenden Therapiebausteine einer kognitiv-verhaltenstherapeutischen Behandlung von pathologischem Kaufen, die aufeinander aufbauen sollten. In den nächsten Kapiteln wird näher darauf eingegangen.

3.2.3 Aufbau von Änderungsmotivation

Aufbau und Stärkung von Änderungsmotivation sind essenziell, da ein Großteil der Patienten die Therapie fremdmotiviert oder sehr ambivalent aufsucht. Vielfach ist es weniger die gereifte eigene Entscheidung für eine Veränderung der Kaufgewohnheiten, die kaufsüchtige Menschen in die Therapie bringt, sondern sie kommen auf Druck von außen. Wie bereits in Kapitel 1 ausgeführt, haben manche Patienten noch nicht explizit eine bewusste Entscheidung für eine Normalisierung ihres Kaufverhaltens getroffen, was sich hinderlich auf den Therapieprozess auswirkt. Es kann Patienten zur Verhaltensänderung motivieren, wenn sie für sich die Frage klären, was ihnen diese langfristig bringt. Gleichzeitig sollten sie sich auch über etwaige Nachteile einer Verhaltensänderung und ihre damit verbundenen Befürchtungen klarwerden. Es ist wichtig, dass die Patienten selbst in diese Veränderung investieren wollen und können. Hier haben sich Pro- und Contra-Übungen bewährt, bei denen Gründe für und gegen eine Normalisierung des Kaufverhaltens besprochen werden (vgl. Tab. 2).

Pro- und Contra-Übungen

Viele Patienten profitieren davon, sich ihr Leben ohne Kaufsucht vorzustellen und entsprechende Situationen zu imaginieren. Dazu können z. B. folgende Fragen gestellt werden:

- „Was wird es für Ihr Leben bedeuten, wenn Sie nicht mehr kaufsüchtig sind?“
- „Wie wird Ihr Leben weitergehen, wenn Sie kaufsüchtig bleiben?“
- „Welche Vorstellung fühlt sich für Sie besser an: Im kommenden Jahr einen Urlaub mit Ihrer Familie finanzieren zu können oder die neue Kollektion von XY zu besitzen?“

Ebenso ermutigend kann das Zurückerinnern an Zeiten ohne pathologisches Kaufen sein.

Tabelle 2: Mögliche Gründe für und gegen die Normalisierung des Kaufverhaltens

Pro	Contra
Wenn ich nicht mehr kaufsüchtig bin, dann ...	Wenn ich nicht mehr kaufsüchtig bin, dann ...
• ... werde ich weniger Schuldgefühle/seltener schlechtes Gewissen/weniger Stress erleben. • ... muss ich kein Geld mehr borgen/kann meine Rechnungen bezahlen/werde schuldenfrei sein. • ... wird sich mein Partner nicht von mir trennen/werden die Kinder wieder mit mir sprechen/werden die Freunde mir verzeihen können. • ... werde ich mich ruhiger/befreiter/weniger unter Druck fühlen und werde keine Angst mehr vor möglichen Katastrophen haben oder davor, erwischt zu werden. • ... werde ich ehrlicher sein können/nicht mehr so viel verheimlichen/weniger lügen müssen/werden andere Menschen mir wieder vertrauen. • ... muss ich nicht mehr ständig ans Kaufen denken/werde ich mehr Zeit für andere Dinge haben. • ... werde ich nicht mehr so viele gekaufte Dinge in meiner Wohnung horten/muss ich mich nicht mehr wegen der Unordnung schämen/habe ich mehr Platz. • ... werde ich mich nicht mehr als Versagerin fühlen und mein Selbstwertgefühl wird steigen. • ... bin ich nicht länger ein schlechtes Vorbild für meine Kinder.	• ... muss ich verzichten und kann mir nicht mehr spontan etwas kaufen, das mir gerade gefällt oder habe keinen Spaß mehr. • ... werde ich mich reglementiert fühlen/muss ich immer erst sparen, bis ich mir was Neues leisten kann. • ... werden negative Gefühle hochkommen/werde ich womöglich noch unzufriedener sein/werde ich mich langweilen. • ... kann ich mich nicht mehr so einfach von Problemen und Konflikten ablenken oder meine Minderwertigkeitsgefühle kompensieren. • ... kann ich nicht mehr mithalten/bin ich nicht mehr auf dem neusten Stand/werde ich nicht mehr für meinen guten Geschmack bewundert. • ... entfällt die schnelle Selbstbelohnung/weiß ich nicht, wie ich mir sonst was Gutes tun soll. • ... beachten mich die anderen (z.B. Freunde, Kollegen) nicht mehr/wird die Verkäuferin nicht mehr so aufmerksam mir gegenüber sein. • ... werde ich mehr rauchen/mehr Alkohol konsumieren/mehr Essattacken haben und zunehmen. • ... kann ich nicht mehr so große Geschenke machen.

3.2.4 Vorbereitung der Verhaltensanalysen – Das Kaufprotokoll

Das Führen täglicher Kaufprotokolle stellt bereits einen ersten Veränderungsschritt dar. Die Aufzeichnungen helfen beim Erstellen von Verhaltensanalysen und liefern Anhaltspunkte für therapeutische Interventionen.

Merke

Die konsequente Arbeit mit Kaufprotokollen trainiert die Patienten im Bewusstmachen ihrer Kaufentscheidungen und erschwert das Ausblenden der negativen Folgen kaufsüchtigen Verhaltens.

Detaillierte Kaufprotokolle

Da vielen Patienten nicht bewusst ist, wie weitgefächert ihr pathologisches Kaufverhalten tatsächlich ist, sollten zu Beginn der Therapie alle Einkäufe, d.h. auch das Einkaufen von Lebensmitteln und Haushaltsartikeln, dokumentiert werden. Außerdem sollten die begleitenden Gedanken und Emotionen aufgezeichnet werden (vgl. Abb. 6 sowie Vorlage im Anhang auf S. 89). Erst nachdem die Differenzierung zwischen angemessenen Käufen und tatsächlichen Kaufattacken nachvollziehbar gelingt, sollten nur mehr letztere in den Kaufprotokollen aufgelistet werden.

Zu Beginn jeder Therapiesitzung Kaufprotokolle besprechen

Es hat sich bewährt, zu Beginn jeder Therapiesitzung auf die Protokolle einzugehen. In der Gruppentherapie bietet es sich an, die Eingangsrunde nicht der momentanen Befindlichkeit, sondern dem Bericht über das Kaufverhalten anhand der konkreten Kaufprotokolle zu widmen. Falls keine Kaufepisoden aufgetreten sind, kann die gedankliche Beschäftigung mit Kaufimpulsen thematisiert werden.

Kaufprotokoll

Wochentag Datum Uhrzeit	**Situation** (a) Geschäft, Kaufhaus o. Ä.; (b) Internet; (c) TV; (d) Katalog; (e) Markt, Basar o. Ä.	**Stärke des Kaufverlangens** (1 bis 100)	**Gedanken** Was haben Sie in dieser Situation gedacht?	**Gefühle** Was haben Sie in dieser Situation gefühlt?	**Bestellte/gekaufte Ware(n)**	**Preis in Euro**

Abbildung 6: Kaufprotokoll

3.2.5 Verhaltensanalysen und funktionales Bedingungsmodell

Verhaltensanalysen dienen der Problemstrukturierung und dem Erkennen von Auslösern und kurz- sowie langfristigen Folgen von pathologischem Kaufen. Begonnen wird mit einem zunächst groben Auflösungsgrad, wie in Tabelle 3 beispielhaft demonstriert. Im Laufe der Therapie werden die Verhaltensanalysen stetig verfeinert, um schließlich ein individuelles situatives Bedingungsmodell zu entwickeln. Zu den theoretischen Hintergründen und dem konkreten Vorgehen wird auf Lehrbücher der Verhaltenstherapie verwiesen (z.B. Margraf & Schneider, 2009).

Tabelle 3: Verhaltensanalyse – Auslöser und Folgen

Auslöser	Kaufepisode	Kurzfristige Folgen	Langfristige Folgen
Intern: Bin nach einem stressigen Arbeitstag erschöpft und unzufrieden. Fühle mich deprimiert. *Extern:* Sehe auf dem Nachhauseweg Auslagen im Schaufenster einer Boutique, die mir gefallen.	*Was tue ich?* Probiere mehrere Kleidungsstücke an, bekomme Komplimente von der Verkäuferin. Kaufe die Sachen und bezahle mit Kreditkarte. *Was denke ich?* Das sieht toll aus. Die werden mich morgen auf Arbeit bewundern! *Was fühle ich?* Bin begeistert und etwas aufgeregt.	*Positiv:* Vergesse den Stress auf Arbeit. Fühle mich super. *Negativ:* Gedanken an meine Schulden flackern auf.	*Positiv:* Habe die Kleider im Schrank hängen. *Negativ:* Die Schulden sind noch größer. Schäme mich, fühle mich als Versagerin, verstehe mich selbst nicht. Ziehe die Kleider nicht an.

Situative Verhaltensanalyse und SORKC-Modell

Die situativen Verhaltensanalysen basieren auf einem lerntheoretischen Modell. Dieses geht davon aus, dass die Auftretenswahrscheinlichkeit einer problematischen Reaktion (R, hier: Kaufepisode) durch vorausgehende Stimuli (S) und nachfolgende positive oder negative Konsequenzen (C, engl. consequence) beeinflusst wird, wobei eine räumlich-zeitliche Kontingenz zwischen Problemverhalten und Konsequenzen angenommen wird. Wichtiger Bestandteil des Modells ist zudem die sogenannte Organismusvariable (O). Diese umfasst neben möglichen biologisch-physiologischen Determinanten auch personenspezifische Einstellungen, Vorerfahrungen, Schemata, Kompetenzen, Defizite und andere individuelle Prädispositionen (Margraf & Schneider, 2009).

Merke

Situative Verhaltensanalysen (Mikroebene) werden durch kontextuelle Verhaltensanalysen (Makroebene) ergänzt.

Im Laufe der Therapie werden die detailreichen situativen Verhaltensanalysen (Mikroebene) durch kontextuelle Verhaltensanalysen (Makroebene) ergänzt, in deren Rahmen versucht wird, den Stellenwert des pathologischen Kaufens abschließend auch im Gesamtkontext zu verstehen. Dazu gehört das Analysieren von übergeordneten Motiven, Plänen, Systembedingungen und relevanten biografischen Aspekten (Margraf & Schneider, 2009).

3.2.6 Umgang mit Kaufstimuli

24-Stunden-Regel zur Reaktionsverzögerung

Beim Erlernen eines angemessenen Umgangs mit Kaufstimuli können die gängigen kognitiv-verhaltenstherapeutischen und emotionsfokussierenden Techniken angewendet werden, die bereits an anderer Stelle ausführlich beschrieben wurden (z. B. Margraf & Schneider, 2009). Zu den Stimuluskontrolltechniken zählen das *Vermeiden* von Situationen, Geschäften und Internetseiten, die Kaufattacken triggern bzw. das Löschen von Werbe-Apps/E-Mails, TV-Shoppingkanälen oder das Abbestellen von Katalogen. Hilfreich sind zudem Regeln zur *Reaktionsverzögerung* beim Einkauf, speziell die sogenannte 24-Stunden-Regel. Diese besagt, dass prinzipiell immer 24 Stunden Zeit zwischen Kaufwunsch und Kaufentscheidung liegen sollen. Dadurch sinkt das Risiko für impulsive Kaufentscheidungen, weil Zeit für innere zielführende Monologe (interne Stimuluskontrolle) entsteht. Adäquate *Belohnungen für erwünschtes Kaufverhalten* und v. a. der Auf- oder Ausbau *alternativer Verhaltensweisen,* die vom Patienten als angenehm empfunden werden, sind weitere wichtige Aspekte. Da pathologisches Kaufen der Affektregulation dient, müssen sich die Interventionen natürlich auch auf das Erlernen gesunder Emotionsregulationsstrategien richten. Im Einzelfall ist es sinnvoll, ein Training emotionaler Kompetenzen vorzuschalten.

Ebenso wichtig sind kognitionsverändernde Techniken, wie sie beispielsweise aus der Depressionstherapie bekannt sind. Dazu gehören die Identifikation und das Infragestellen sowie die Modifikation kaufsuchtspezifischer kognitiver Schemata. Neben den rein kognitiven Strategien (z. B. Reframing, Entkatastrophisieren) sind auch verhaltensbezogene Strategien (z. B. Verhaltensexperimente, Realitätsprüfung) sinnvoll.

Merke

Beim Umgang mit externen und internen Kaufstimuli werden typische kognitiv-verhaltenstherapeutische Techniken angewendet, z. B. Stimuluskontrolle, Aufbau von Alternativverhalten, kognitive Umstrukturierung, Erlernen angemessener Emotionsregulation und Expositionsübungen.

3.2.7 Exposition in vivo mit Reaktionsverhinderung

Ausgehend davon, dass externe Kaufstimuli in unserer Gesellschaft allgegenwärtig sind, ist die In-vivo-Konfrontation mit Kaufattacken auslösenden Situationen von wesentlicher Bedeutung. Die Patienten sollten also ermutigt werden, relevante Kaufsituationen aufzusuchen, ihren Kaufdrang zu spüren, sich dabei nicht von ihren kaufbezogenen Gedanken und Gefühlen abzulenken und die vorab besprochenen Selbstinstruktionen anzuwenden. Das Ziel besteht darin, in der konkreten Situation einen alternativen Umgang mit dem Kaufdrang und (Selbst-)Kontrolle über die Kaufimpulse zu erleben. Es ist wichtig, dass das Rationale dieser Übungen anhand der individuellen Verhaltensanalysen erklärt und die Exposition sorgfältig vorbereitet wird, so dass der Sinn der Übungen für die Patienten plausibel ist. Das Vorgehen orientiert sich an den verhaltenstherapeutischen Prinzipien von Exposition und Reaktionsverhinderung, das auch bei der Behandlung von Angststörungen und Zwangserkrankungen wirksam ist (Margraf & Schneider, 2009). Zu Beginn werden begleitete Expositionen angeraten mit allmählichem Übergang ins Selbstmanagement. Ob eher gestufte oder massierte Konfrontationen angemessen sind, muss individuell entschieden werden.

3.2.8 Selbstkonzept

Gemäß dem Modell von Kellett und Bolton (Kellett & Bolton, 2009; vgl. auch Kap. 2.1) spielen Antezedenzbedingungen und interne Stimuli eine entscheidende Rolle beim pathologischen Kaufen. Tatsächlich werden Minderwertigkeitsgefühle, psychische Komorbidität und biografische Hintergründe bereits frühzeitig von den Patienten angesprochen. Genauso ist das Thematisieren von irrationalen Konsumüberzeugungen, materieller Werteorientierung, Defiziten im Umgang mit Geld und ungünstigen Persönlichkeitsakzentuierungen notwendig. Einen guten Einstieg in die Reflexion von Persönlichkeitszügen bietet die Bearbeitung des Arbeitsblattes „Selbstkonzept" (vgl. Abb. 7 sowie Vorlage im Anhang, S. 88). Erfahrungsgemäß wird diese Übung von Patienten als emotional belastend, aber auch einsichtsfördern erlebt.

Arbeitsblatt: Selbstkonzept

Bitte tragen Sie Kommentare zu Ihrer Person in jede Kategorie des Arbeitsblattes ein. Versuchen Sie, sowohl positive als auch negative Aspekte zu formulieren.

Meine körperliche Erscheinung/mein Äußeres:

____

____

Wie verhalte ich mich anderen gegenüber? Wie bin ich in Beziehungen?

____

____

Wie beschreibe ich meine Persönlichkeit?

____

____

Wie sehen andere mich?

____

____

Wie erledige ich meine Arbeit, meinen Job?

____

____

Wie erledige ich meine Alltagsaufgaben?

____

____

Wie ist meine psychische/seelische Verfassung?

____

____

Wie geht es mir in den Bereichen Freundschaft/Partnerschaft/Liebe/Sexualität?

____

____

Abbildung 7: Arbeitsblatt Selbstkonzept

Merke

Das Selbstkonzept und die innere Repräsentation des aktuellen Lebenskontexts und der eigenen Vergangenheit werden in Bezug zur Kaufsuchtsymptomatik und zum Krankheitsverlauf gesetzt.

Selbstkonzept

Von Seiten des Therapeuten sollte darauf geachtet werden, dass nicht nur Schwächen, sondern auch Stärken benannt werden, damit sich die Patienten ihrer Ressourcen bewusster werden. Falls die Behandlung als Gruppentherapie stattfindet und Patienten ermutigt werden können, ihre Kommentare vorzulesen, sollte die Möglichkeit eines Feedbacks durch die Mitpatienten genutzt werden. Im Therapiemanual von A. Müller et al. (2008) ist das Thema für das letzte Drittel der Therapie vorgesehen. Pro Teilnehmer sollten für die aktive Bearbeitung inklusive Feedbackrunde mindestens 30 Minuten veranschlagt werden.

3.3 Wirkungsweise der Methoden

Ausgehend davon, dass pathologisches Kaufen auf einem wiederholten Versagen der Selbstregulation beruht und dass operante Konditionierungsprozesse eine Rolle spielen (vgl. Kap. 2), fokussieren die therapeutischen Interventionen auf den Aufbau bzw. die Verbesserung von Selbstkontrolle, das Erlernen adäquater Strategien zur Emotionsregulation sowie die Modifikation zugrunde liegender dysfunktionaler Gedanken (A. Müller et al., 2008).

Merke

Kaufprotokolle und Verhaltensanalysen stellen ein unverzichtbares Kernstück der Therapie dar.

Beginnend mit einem eher groben Auflösungsgrad werden die Verhaltensanalysen mit der Zeit immer detaillierter und ziehen sich durch die gesamte Therapie. Die konsequente Arbeit mit Kaufprotokollen und Verhaltensanalysen soll die Patienten in ihrer Selbstwahrnehmung und -reflexion schulen. Dadurch wird das für kaufsüchtige Menschen typische Ausblenden negativer Konsequenzen erschwert. Stattdessen treten die Bewusstheit über maladaptive Verhaltensmuster, dysfunktionale Kognitionen und unangemessene Emotionsregulationsstrategien in den Vordergrund.

Prinzipiell orientiert sich der Therapieleitfaden an grundlegenden verhaltenstherapeutischen Techniken, die bereits in verschiedenen Lehrbüchern der Verhaltenstherapie ausführlich beschrieben wurden (z. B. Margraf & Schneider, 2009).

3.4 Effektivität und Prognose

Psychotherapiestudie

Die Wirksamkeit der beschriebenen kognitiven Verhaltenstherapie konnte u.a. in einer deutschen kontrollierten Gruppentherapiestudie mit 60 Patienten nachgewiesen werden (Mueller et al., 2008). Dabei wurde kognitive Verhaltenstherapie mit einer Wartekontrollgruppen-Bedingung verglichen. Es wurden sowohl Completer- als auch Intention-to-Treat-Analysen berechnet. In der Studie wurden 31 Patienten per Randomisierung dem Therapiearm und 29 Patienten der Wartekontrollgruppe zugeteilt. Pathologisches Kaufen wurde vor und nach Therapie mit zwei kaufsuchtspezifischen Fragebögen und einem halbstrukturierten Interview (vgl. Kap. 1.7) erfasst. Hier ergaben sich Effektstärken im mittleren bis hohen Bereich, die angesichts der relativ konservativen Auswertungsstrategie und der hohen mittleren Erkrankungsdauer von 14,1 Jahren (SD = 11,0) eine erfreuliche Verbesserung in der Therapiegruppe verdeutlichten Cohen's d betrug für das SKSK d = 0,78 und für die Y-BOCS-Shopping Version d = 0,88 (Mueller et al., 2008). Die gleichzeitige Remission in allen drei Kaufsuchtinstrumenten wurde als Kriterium für eine Normalisierung des Kaufverhaltens verwendet. Unter Anlegung dieses strengen Kriteriums wurde bei 39 % der Patienten im KVT-Arm und 14 % der Kontrollpersonen ein normalisiertes Kaufverhalten bei Therapieende angenommen ($p < 0,05$). Zusätzliche Analysen ergaben, dass eine höhere Anzahl besuchter Gruppensitzungen und eine geringere Ausprägung zwanghaften Hortens bei Therapiebeginn signifikant mit dem Therapieerfolg assoziiert waren (Mueller et al., 2008). Nachuntersuchungen sechs Monate nach Therapieende ergaben ein Anhalten der Therapieeffekte.

3.5 Varianten der Methode und Kombinationen

Einzel- vs. Gruppentherapie

Die Therapie kann als Einzel- oder Gruppentherapie stattfinden. Im klinischen Alltag hat sich allerdings gezeigt, dass viele Patienten von der Gruppentherapie stärker profitieren als vom Einzelsetting. Dies trifft vor allem auf die Therapie in sogenannten geschlossenen Gruppen zu. Hier begünstigen sicher auch unspezifische Wirkfaktoren den Therapieverlauf, z.B. die Gruppenkohäsion, ein Klima gegenseitigen Vertrauens, wechselseitige Offenheit und eine kooperative (ansteckende) Arbeitshaltung.

Es gibt bisher noch keine empirischen Untersuchungen zur Wirksamkeit einer kombinierten Behandlung aus Psychotherapie und Psychopharmakologie. Im klinischen Kontext zeigt sich aber immer wieder, dass vor allen bei depressiven kaufsüchtigen Patienten die Behandlung mit Antidepressiva (meistens Serotonin-Wiederaufnahme-Hemmer, SSRI) den Psychotherapieprozess positiv beeinflussen kann, während eine alleinige medikamentöse Behandlung eher keinen nachhaltigen Effekt auf die Kaufsuchtsymptomatik hat.

3.6 Probleme bei der Durchführung

Schönreden, Lügen, Tricksen lösen Unmut auf Therapeutenseite aus

Der wiederholte Kontrollverlust beim Kaufen und die daraus resultierenden finanziellen Nöte sind den Betroffenen peinlich und werden durch Schönreden, Bagatellisieren, Lügen oder trickreiches Verheimlichen kaschiert. Es muss davon ausgegangen werden, dass die Patienten diese Verhaltensmuster nicht gleich aufgeben, nur weil sie eine Therapie beginnen. Das kann auf Therapeutenseite Unverständnis oder sogar Ärger auslösen. Angesichts des vermutlich fragilen Selbstbildes der Patienten ist es nicht hilfreich, wenn man sie vorschnell mit ihrer Unehrlichkeit konfrontiert und quasi „die Maske runterreißt“. In aller Regel haben die Patienten Derartiges bereits im Vorfeld erlebt und es hat eben nicht dazu geführt, dass sie sich ändern konnten. Es empfiehlt sich, in diesen Situationen mittels motivierender Gesprächsführung nochmals die konkreten Änderungsziele der Patienten zu eruieren und an der Änderungsmotivation zu arbeiten.

Merke

Bei Patienten mit einer früheren oder auch aktuellen Binge-Eating-Störung kann relativ häufig beobachtet werden, dass die Reduktion der Kaufattacken von einer Zunahme objektiver Essanfälle begleitet wird.

Die hohe Komorbidität mit der Binge-Eating-Störung wurde bereits in Kap. 1.6 angesprochen. Wenn die Zunahme von Binge-Eating auch noch mit einer Gewichtszunahme einhergeht, wird das von Patienten natürlich als besonders aversiv erlebt und kann ihre Motivation schmälern, weiter an der Kaufsucht zu arbeiten. Deswegen ist es sinnvoll, die Ähnlichkeiten zwischen beiden Symptombereichen herauszuarbeiten (z. B. entgleister Konsum von Nahrungsmitteln/Konsumgütern, Unzufriedenheit mit eigenem Körperbild, Selbstwertprobleme, Impulsdurchbrüche) und im individuellen Bedingungsmodell zu berücksichtigen.

In Kapitel 3.2.7 wurde die Durchführung von Konfrontationsübungen empfohlen. Hier ist anzumerken, dass massierte Expositionen in kleineren Spezialgeschäften oft leider nicht lege artis durchgeführt werden können. Die Patienten sollen an sich solange in der Kaufsituation bleiben, bis der Kaufdrang substanziell nachgelassen hat oder sogar verschwunden ist, was unterschiedlich lange dauern kann. Üblicherweise werden Verkäuferinnen oder andere Kundinnen allerdings nicht therapeutisch in die Exposition eingebunden, interagieren aber dennoch mit dem Patienten, lenken ihn gegebenenfalls ab oder erschweren eine zeitlich gedehnte Exposition. Die Erfahrung hat allerdings gezeigt, dass Patienten bereits von einem relativen Nachlassen des Kaufdrangs profitieren, d. h., es reicht oft aus, wenn der Kaufdrang auf ein moderates und stabiles Niveau absinkt, weil die Patienten bereits dadurch eine Zunahme ihrer Selbstwirksamkeit erfahren.

4 Spielsucht

4.1 Diagnostik und Indikation

Im Folgenden sind beispielhaft einige Fragen aufgelistet, die sich bei der diagnostischen Abklärung von pathologischem Glücksspiel als hilfreich erwiesen haben (vgl. auch die Karte am Ende des Buches).

Beispielfragen zur Exploration von pathologischem Glücksspiel

- Welche Glücksspielform nutzen Sie hauptsächlich?
- Haben Sie, seitdem Sie regelmäßig spielen, Ihre Einsätze oder Ihre Spieldauer deutlich erhöht? Sind Sie zunehmend häufiger Spielen gewesen?
- Haben Sie jemals erfolglos versucht, Ihr Spielverhalten zu kontrollieren oder zu reduzieren?
- Kennen Sie Gefühle von innerer Unruhe oder Gereiztheit, wenn Sie nicht oder weniger spielen?
- Haben Sie Spielschulden? Wenn ja, in welcher Höhe?
- Haben Sie Schlafstörungen oder können schlecht einschlafen, weil Sie über Ihr Spielverhalten oder mögliche Spielschulden grübeln?
- Haben Sie schon öfter die Idee gehabt, gezielt Geld beim Glücksspiel einzusetzen, um zuvor verlorenes Geld wieder zurückzugewinnen?
- Haben Sie aufgrund des Spielens Ihre Ausbildung, Ihren Arbeitsplatz oder Ihre berufliche Karriere gefährdet? Haben Sie beispielsweise Fehlzeiten wegen des Glücksspielens angehäuft?
- Können Sie sich an Ihren ersten „großen Gewinn" erinnern? War dieser vor dem 18. Lebensjahr?
- Haben Sie Ihre Spieleinsätze und/oder die Zeit zum Spielen jemals erhöhen müssen, um eine gleichbleibende Zufriedenheit beim Spielen zu erleben?
- Haben Sie das Spielen schon einmal dafür genutzt, sich von Problemen abzulenken oder um unangenehme Gefühlszustände (z. B. Stress, Angst oder Schuldgefühle) zu verringern?
- Haben Sie wegen Ihres Spielverhaltens jemals nennenswerte Probleme und/oder dauerhafte Schwierigkeiten mit Familienangehörigen oder Freunden bekommen?
- Haben Sie Ihren Angehörigen, Freunden oder anderen Personen schon mehrmals nicht die Wahrheit über Ihre Spielzeiten oder die Höhe der Spieleinsätze/-verluste gesagt?

- Haben Sie schon einmal Dinge, die mit dem Spielen in Verbindung stehen, vor Ihren Angehörigen, Freunden oder anderen Personen versteckt?
- Haben Sie sich je Geld geliehen, um spielen zu können (z. B. von Angehörigen, Freunden, einer Bank)?
- Waren Sie durch das Spielen schon einmal in einer finanziell schwierigen Lage und haben sich Geld geliehen, um dies abzuwenden (z. B. von Angehörigen, Freunden, einer Bank)?
- Haben Sie jemals Geld entwendet oder sich auf unerlaubte Art und Weise Geld besorgt, um weiterspielen zu können/Ihr Spiel zu finanzieren? (z. B. gefälschte oder ungedeckte Schecks ausgestellt, Geld unterschlagen, etc.)

4.1.1 Hinweise zur Diagnostik

Die Exploration des Ausmaßes des Glücksspielverhaltens und der erfüllten diagnostischen Kriterien kann durch Bagatellisierungstendenzen der Betroffenen, Lügen, Selbstbetrug oder Schuld- und Schamerleben erschwert sein. Zu beachten ist dabei, dass die Verzerrung des Wahrheitsgehalts der retrospektiv erhobenen Informationen unter Umständen groß sein kann, da es zu den Kernmerkmalen des Verhaltensrepertoires Glücksspielsüchtiger gehört, durch Lügen die negativen Folgen des Glücksspielverhaltens vor sich selbst zu beschönigen. Häufig ist dieses Verhalten über Jahre chronifiziert und so nur schwer durch das Gegenüber zu erkennen. Die häufig späte Kontaktaufnahme zum professionellen Hilfesystem durch pathologische Glücksspieler befördert diesen Umstand zusätzlich. Dennoch ist hier mit dem Ziel des therapeutischen Beziehungsaufbaus die subjektive Wahrheit des Patienten möglichst wertfrei zu akzeptieren. Vorwürfe, Unverständnis und abwertende Äußerungen über ihren Lebensweg haben die Betroffenen zumeist schon häufig erfahren. Beim überwiegenden Teil der Patienten ist zudem vom Vorhandensein vieler Selbstzweifel und selbstabwertender Gedanken zu Beginn der Kontaktaufnahme auszugehen.

Verzerrter Wahrheitsgehalt der Selbstauskunft

4.1.2 Hinweise zur Indikation

Nach Meyer und Bachmann (2000) ist in Fällen, in denen eine ambulante psychotherapeutische Behandlung eines pathologischen Glücksspielers nicht aussichtsreich scheint oder nicht erfolgreich war oder die Glücksspielproblematik mit einer erheblichen psychosozialen Belastung einhergeht, eine stationäre Therapie angebracht.

Merke

Bei manchen Patienten ist eine stationäre Psychotherapie der Spielsucht indiziert.

Vor allem eine hinreichende Behandlungs- und Änderungsmotivation ist die Voraussetzung für eine erfolgreiche ambulante Behandlung des pathologischen Glücksspiels. Eine bestehende geregelte Erwerbstätigkeit, die stabile Einbindung in ein familiäres, stützendes System oder eine stabilisierende Beziehung/Partnerschaft sind gute Voraussetzungen für eine erfolgreiche ambulante Behandlung. Ebenso kann die wohnortnahe Anbindung an eine ambulante Therapieeinrichtung für die Empfehlung zur ambulanten Therapie sprechen. In allen anderen Fällen wird – für eine prognostisch wahrscheinlichere Durchbrechung des Suchtkreislaufes – die stationäre Therapie angeraten. Ebenso muss das Vorhandensein etwaiger komorbider Störungen (z. B. Angststörungen, affektive Störungen, Persönlichkeitsstörungen) geprüft werden, um deren Einfluss auf das Therapieergebnis abschätzen zu können (vgl. Kap. 1.6).

4.2 Behandlung

4.2.1 Darstellung der Therapiemethoden

Im Folgenden werden überblicksartig kognitiv-behaviorale Therapiemodule vorgestellt, die für eine ambulante oder stationäre Therapie des pathologischen Glücksspiels empfohlen werden. Die Therapiebausteine wurden bisher vor allem in der klinischen Arbeit mit Gruppen eingesetzt und angewendet. Bei entsprechender Vorbereitung der Patienten und therapeutischem Feedback ist ein Einsatz jedoch auch im Einzelsetting gut möglich.

4.2.2 Setting und Rahmenbedingungen der stationären und ambulanten Behandlung

Indikation für stationäre Behandlung

Für die stationäre Behandlung von pathologischen Glücksspielern im Rahmen des Versorgungssystems der Deutschen Rentenversicherung sollten indikativ einige Voraussetzungen erfüllt sein, auf die im Folgenden kurz eingegangen wird. Nach einer Studie von Petry und Jahrreis (Petry & Jahrreiss, 1999) können pathologische Glücksspieler aufgrund des Vorhandenseins unterschiedlicher psychischer Komorbiditäten in verschiedene Gruppen kategorisiert werden. Hierzu zählen solche Patienten, die eine zusätzliche stoffgebundene Abhängigkeit (Gruppe A) oder eine depressiv-neurotische (Gruppe B) bzw. eine Persönlichkeitsstörung vom selbstunsicher-vermeidendem Typ (Gruppe C) aufweisen. Auch diejenigen Glücksspieler mit einer zusätzlichen psychischen Störung, die für sich genommen eine psychosomatische Rehabilitation erfordert (Gruppe D), kommen für eine ambulante Therapie nicht in Frage und sollten stationär behandelt werden. Eine stationäre Rehabilitationsmaßnahme sollte auch erwogen werden, wenn keine ambulante Therapieeinrichtung in tolerabler Entfernung vom Wohnort des Patienten zur Verfügung steht (Meyer & Bachmann, 2000). Wie oben bereits erwähnt, ist ein weiterer Grund das mehrfache erfolglose Durchlaufen ambulanter Therapieversuche. Dazu zählt auch, wenn die Durchbrechung des Suchtkreislaufes durch ambulante Einbindung nicht möglich ist bzw. der Patient nicht in der Lage zu sein scheint, während der ambulanten Therapiemaßnahmen dauerhaft Glücksspielabstinenz einzuhalten. Dies gilt ebenfalls für den Fall, wenn im probatorischen Setting ein Abstinenztest scheitert. Sind beim Patienten mangelndes Problembewusstsein sowie eine gering ausgeprägte Veränderungsbereitschaft vorhanden, kann dies gut in einer engmaschigen und hochfrequenten Betreuung im stationären Setting bearbeitet werden. Ein stationäres Setting ist daneben angezeigt, wenn der Patient eine geringe Fähigkeit zur regelmäßigen Teilnahme, aktiven Mitarbeit und Einhaltung des Rehabilitationsplans an den Tag legt. Eine weitere Indikation für eine stationäre Aufnahme besteht, wenn das soziale Umfeld keine ausreichend unterstützende Funktion (keine stabile Wohnsituation, mangelndes soziales Netz usw.) bietet. Ebenso sprechen eine negative Erwerbsprognose sowie eine dauerhafte Arbeitslosigkeit für eine stationäre Aufnahme. Als schützende Intervention kann der stationäre Aufenthalt in Betracht gezogen werden, wenn der Patient droht, in die Delinquenz abzugleiten. Suizidalität bzw. Suizidversuche stellen ebenfalls einen Indikator für die stationäre Aufnahme dar.

Merke

Bei akuter Suizidgefahr sollte zunächst eine Behandlung in einem psychiatrischen Umfeld erfolgen, bevor auf die stationäre Rehabilitationsmaßnahme zurückgegriffen wird.

Indikation für ambulante Behandlung

Die Indikation für eine ambulante Behandlung ist bei Patienten gegeben, die sich in einer stabilen Lebenssituation befinden. Dabei zählen ein Arbeitsplatz, eine intakte Partnerschaft sowie ein haltgebendes, soziales Umfeld zu denjenigen Faktoren, die den Patienten während der ambulanten Therapie unterstützen. Sie sind grundlegend, um die angestrebte stabile Abstinenz erreichen zu können.

Grundsätzlich zeigte eine vergleichende Studie von Braun und Kollegen, dass pathologische Glücksspieler eher eine Therapie aufsuchen, wenn sie im Internet oder an Automaten gespielt haben und mehrere diagnostische Kriterien erfüllt sind (Braun, Ludwig, Sleczka, Buhringer & Kraus, 2014). Subklinische Glücksspieler suchen eher eine Therapie auf, wenn sie allein leben, älter sind, um hohe Einsätze gespielt haben oder rauchen. Regelmäßiger Alkoholkonsum reduziert dagegen die Wahrscheinlichkeit, eine Therapie zu beginnen.

4.2.3 Aufbau von Änderungsmotivation

Ein großer Anteil der Therapie besteht darin, dysfunktionale Verhaltensweisen und automatisierte Gedanken der Patienten, welche mit dem pathologischen Glücksspielverhalten in direktem Zusammenhang stehen, zu identifizieren. Die Ergründung des persönlichen Verhaltens und die damit einhergehende Verstärkung der Selbstbeobachtung sind von zentraler Bedeutung, um den Suchtkreislauf des pathologischen Glücksspiels zu durchbrechen. Durch die im Folgenden beschriebenen Therapiemodule soll die Erkenntnis der Abhängigkeiten des eigenen Verhaltens von situativen Bedingungen, persönlichen Voraussetzungen und Lebensumständen befördert werden.

4.2.4 Vorbereitung der Verhaltensanalysen – Das Wochenprotokoll zum Glücksspielverhalten

Wochenprotokoll

Über ein Wochenprotokoll (vgl. Abb. 8 sowie Vorlage im Anhang, S. 90) werden die Patienten aufgefordert, ihr persönliches Verlangen und das tatsächliche Glücksspielverhalten regelmäßig zu dokumentieren. Das Wochenprotokoll wird über den Verlauf der ambulanten Therapie mehrere Wochen lang angewendet, um potenzielle Auslösesituationen des Glücksspielverhaltens zu identifizieren und gleichzeitig auftretende automatische Gedanken und Gefühle offenzulegen. Die auslösenden Momente werden hinsichtlich der auftretenden erlaubniserteilenden Gedanken, Gefühle, dem körperlichen Empfinden, der Stärke des Verlangens, alternativer Verhaltensweisen bzw. der Dauer des Glücksspielverhaltens und gegebenenfalls der Höhe des Einsatzes analysiert.

Das Vorgehen fördert die Introspektionsfähigkeit der Patienten und ermöglicht eine detaillierte Dokumentation des eigenen Verhaltens. Diese Art der Selbstbeobachtung ermöglicht die Übernahme einer neuen Perspektive bezogen auf das eigenc Verhalten. Eine auf diese Weise erlangte Distanzierung vom eigenen Erleben verbessert die eigene Selbststeuerungsfähigkeit. Weiterhin kann die Führung eines Wochenprotokolls zu der Beobachtung kritischer Situationen führen, in welchen ein hohes Verlangen vorliegt, es dem Patienten jedoch gelingt, dieses erfolgreich zu regulieren und den dysfunktionalen Kreislauf des Suchtverhaltens zu durchbrechen. Diese Beobachtung führt zu einer gestärkten Selbstwirksamkeitserwartung und hilft, Bewältigungsstrategien im Umgang mit dem eigenen Verlangen zu erkennen und erfolgreich anzuwenden. Die Führung eines solchen Wochenprotokolls kann zudem durch die bewusstere Wahrnehmung des eigenen Verhaltens zu einer Reduktion des pathologischen Glücksspielverhaltens führen und eine unterstützende Funktion in dem Abstinenzversuch einnehmen.

Wochenprotokoll zum Glücksspielverhalten						
Datum Situation	**Gedanken** Was haben Sie in dieser Situation gedacht?	**Gefühle** Was haben Sie in dieser Situation gefühlt?	**Körperliches Empfinden** Was haben Sie in dieser Situation körperlich wahrgenommen?	**Stärke des Verlangens nach dem Spiel** (0 bis 100)	**Verhalten** Welches Verhalten haben Sie alternativ zum Glücksspiel durchgeführt?	**Glücksspielverhalten oder glücksspielnahes Verhalten** Waren Sie spielen bzw. haben Sie Spielorte aufgesucht und Spieler beobachtet? Wenn ja: Wie lange und/oder welcher Einsatz?

Abbildung 8: Wochenprotokoll zum Glücksspielverhalten

4.2.5 Verhaltensanalysen und funktionales Bedingungsmodell

SORKC-Modell

Sogenannte SORKC-Modelle sind Bestandteile von Verhaltensanalysen und beinhalten die Aspekte Situation (S), Personen- bzw. Organismusvariable (O), Reaktion (R, hier: Glücksspielverhalten) und Konsequenz (C, engl. consequence) (Margraf & Schneider, 2009). Auf die Variable Kontingenz (K) zwischen Reaktion und Konsequenz wird der Übersichtlichkeit halber an dieser Stelle verzichtet. Unter Verwendung der ausgefüllten Wochenprotokolle kann nach einigen Gruppensitzungen (ca. 6. Sitzung) ein individuelles SORC-Modell erarbeitet werden, das bestimmte, sich ähnelnde Situationen zusammenfasst (vgl. Abb. 9 sowie Vorlage im Anhang, S. 91). Zusätzlich zu den situativen und reaktionsbezogenen Variablen werden auch die Konsequenzen als ergebnisorientierte Variable betrachtet. Zunächst wird dabei grob in kurzfristige und langfristige Konsequenzen unterschieden, um den zeitlichen Aspekt der Folgen des Glücksspielverhaltens zu verdeutlichen. Entgegen der bisher gewohnten Fokussierung auf die kurzfristigen Folgen (direkter Verlust oder Gewinn und damit einhergehende Gefühle von Ohnmacht oder Euphorie) soll das Analysieren der langfristigen Konsequenzen des Glücksspielverhaltens das Erkennen der Dysfunktionalität des Spielverhaltens befördern. Dabei wird zwischen positiven und negativen Konsequenzen differenziert, wobei naturgemäß die langfristigen negativen Konsequenzen deutlicher und anhaltender als die positiven kurzfristigen Konsequenzen hervortreten.

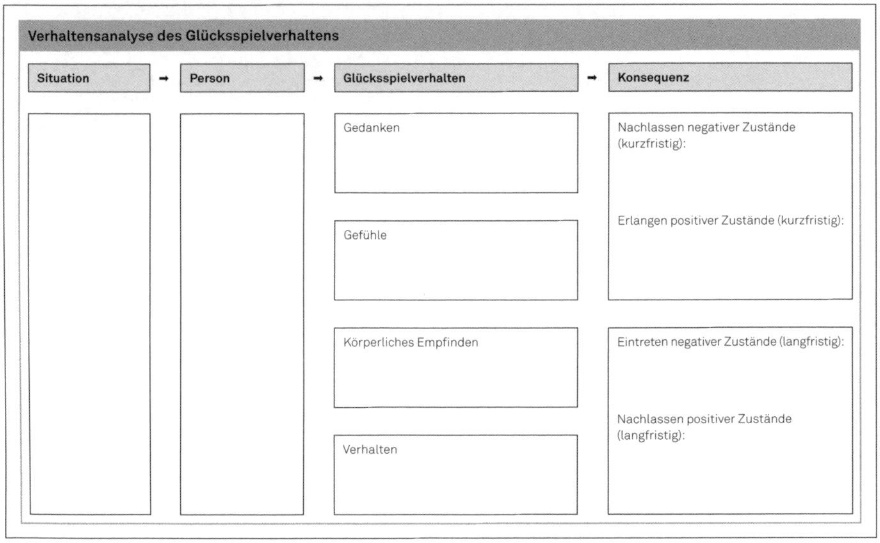

Abbildung 9: Verhaltensanalyse des Glücksspielverhaltens

Durch die bewusste Wahrnehmung der konditionierten Auslösereize und der damit einhergehenden, automatisiert ablaufenden kognitiven Verhaltensprozesse soll die Durchbrechung des Suchtkreislaufes ermöglicht werden. Für die Patienten werden so die individuellen Aspekte ihres Suchtverlangens deutlich und meist finden sich zudem Gemeinsamkeiten innerhalb der Gruppe. Im Ergebnis der Bearbeitung des Arbeitsblattes sollen die Patienten ein besseres Verständnis für ihr als übermächtig wahrgenommenes Suchtverlangen erzielen.

4.2.6 Entwicklung und Verständnis eines individuellen Entstehungsmodells: TRIAS-Modell

Trias: Umwelt, Person, Glücksspiel

Das Ziel dieses Therapiebausteines ist die Entwicklung eines für die Patienten gut nachvollziehbaren und eingängigen individuellen Entstehungsmodells (TRIAS-Modell) der Suchterkrankung (vgl. Abb. 10 sowie Vorlage im Anhang, S. 92).

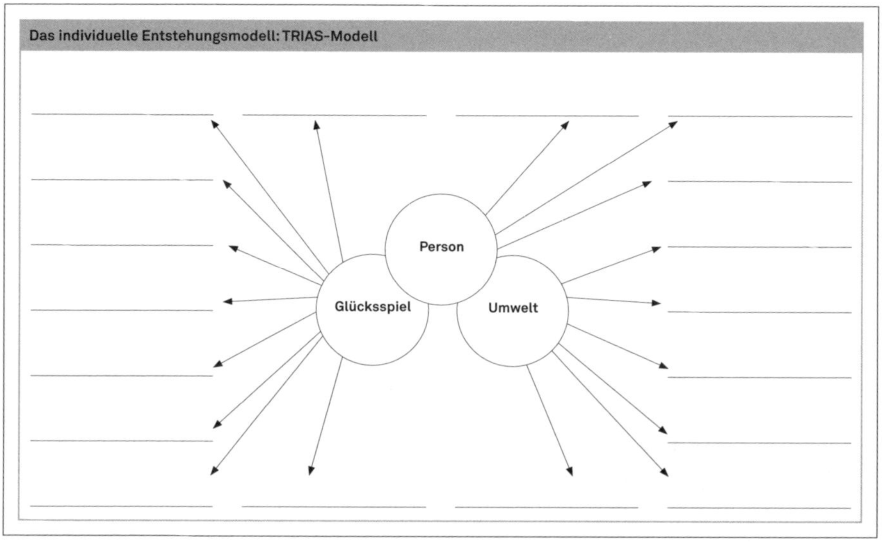

Abbildung 10: Das individuelle Entstehungsmodell (TRIAS-Modell)

Merke

Unter Berücksichtigung der drei Dimensionen Umwelt, Person und Glücksspiel sollen die Patienten sukzessive verstehen lernen, dass das Zusammenspiel verschiedener Faktoren in ihrer Lebensgeschichte zur Entwicklung der Erkrankung beitrug.

Oftmals haben glücksspielsüchtige Patienten die innere Überzeugung, dass nur ein einziger Umstand (z. B. ein erster hoher Geldgewinn im Jugendalter) für die Suchtentstehung verantwortlich wäre. Viel weniger eingängig ist den meisten Patienten, dass frühe physiologisch-biologische Anteile – beispielsweise Hyperaktivität oder Konzentrationsschwierigkeiten – zur späteren Nutzung und Verstetigung ihres Glücksspielverhaltens beigetragen haben. Das Erkennen und Verstehen dieser frühen, oft entscheidenden Momente einer Spielerkarriere soll für die Patienten anhand dieses Modells nachvollziehbar und besser verständlich werden.

Die Konstitution und das Aufrechterhalten dysfunktionaler Bewältigungsmuster sowie die damit einhergehende Begünstigung einer pathologischen Glücksspielnutzung sind für die Patienten zunächst schwierig zu verstehen. Die unterschiedlichen Einflussgrößen für die Ätiologie einer Glücksspielproblematik sind für die Patienten meist diffus bis unbekannt. Das TRIAS-Modell schafft hier eine patientengerechte Abhilfe, indem es gemäß der genannten drei Dimensionen zu Erarbeitung eines individuellen Entstehungsmodells beiträgt.

Um die Herleitung für die Patienten besonders zugänglich zu gestalten und eine Annäherung an das Thema zu erleichtern, skizziert der Therapeut zunächst, z. B. an einem Flipchart, das Modell, erklärt dieses gleichzeitig und erarbeitet im Anschluss zusammen mit den Patienten ein TRIAS-Modell für eine fiktive depressive Person. Zentrale Aufgabe des Therapeuten ist es, zu vermitteln, dass es sich um einen multifaktoriellen Verständnisansatz handelt, bei dem umweltbezogene, personenbezogene und biologische Einflussfaktoren zusammenwirken. Die Patienten können so erkennen, dass es nicht nur einen einzelnen Grund für die Entstehung einer psychischen Krankheit gibt. Anschließend wird das Modell durch den Therapeuten auf das pathologische Glücksspiel übertragen. Die Kernfrage für die Patienten ist dann, warum gerade sie eine Glücksspielsucht entwickelt haben. Sie versuchen, inter- und intrapersonelle Faktoren zu eruieren, die bei der Entstehung und Verstetigung ihrer Glücksspielsucht eine Rolle gespielt haben. Dazu können konfliktreiche Familiensituationen, mangelnde soziale Einbindung, Migrationshintergrund, Impulsivität u. Ä. zählen.

Während der Arbeitsphasen können folgende Fragen unterstützend sein:

- Was führt dazu, dass Sie in die Spielstätte gehen?
- Welche Aspekte in Schule/Beruf/Familie begünstigen die Nutzung?
- Welche anderen Konflikte/Belastungen spielen dabei eine Rolle?
- Warum sind gerade Sie es, der/die eine pathologische Glücksspielnutzung entwickelt hat?
- Welche Eigenschaften/persönlichen Anteile oder Entwicklungsbedingungen lassen Sie exzessiv auf Lebenssituationen reagieren?
- Was macht das Spielen für Sie so interessant? Was ziehen Sie für sich aus dem Spiel?
- Was erwarten Sie sich vom Spiel?

Zum Abschluss resümiert der Therapeut strukturierend die wichtigsten Erkenntnisse und Aspekte der Gruppensitzung und hebt geschilderte Patientenerfahrungen und genannte Beispiele noch einmal positiv hervor.

4.2.7 Exposition in vivo mit Reaktionsverhinderung

Exposition in vivo

Bei der Exposition mit Reaktionsverhinderung wird der Betroffene mit einer realen Glücksspielsituation und der von ihm bevorzugten Glücksspielart konfrontiert (z. B. das Aufsuchen der Automatenhalle). Der Patient wird hierbei also einer sehr intimen Situation ausgesetzt, die seine Erfahrung mit der Suchterkrankung für ihn am besten widerspiegelt. Dabei wird der Patient aufgefordert, die Umgebung (z. B. den Anblick des Glücksspielautomaten, die Geräusche oder auch den Geruch des Ortes) sozusagen „mit allen Sinnen" auf sich wirken zu lassen. Er soll gleichzeitig beobachten, welche psychischen und physischen Reaktionen durch diese Situation bei ihm ausgelöst werden. Alle Prozesse, die bewusst oder unbewusst ablaufen, werden dem sogenannten Craving oder Glücksspielverlangen (Suchtdruck) zugeordnet. Ohne therapeutische Unterstützung führen sie dazu, dass das problematische Glücksspielverhalten – wie so oft zuvor – mit hoher Wahrscheinlichkeit wieder ausgeführt wird. Um die einzelnen Prozesse bewusst zu machen, wird der Patient vom Therapeuten aufgefordert, die Veränderungen vernehmlich zu benennen. Zu den möglichen Veränderungen des Augenblicks zählen Gedanken, Gefühle, physische Wahrnehmungen (körperliche Erregung, Schwitzen, Zittern oder Verspannungen), Gedankenketten über das Vorhaben zu spielen oder den Wunsch zu gewinnen. Der begleitende Therapeut stellt in diesem Zusammenhang sicher, dass der Patient die Glücksspielaktivität nicht ausführt. Ziel der Methode ist es, die vielfältigen Prozesse, die sonst oft unbemerkt in solchen Situationen ablaufen, zu erkennen, dem Patienten bewusst zu machen bzw. zurückzumelden. Weiterhin ist es wichtig, dass der Patient lernt, die unangenehme Spannung, die sich durch eine derartige Konfrontation aufbaut, auszuhalten. Das wiederholte Üben führt im Verlauf dazu, dass der Patient mehr und mehr die Überzeugung gewinnt, dass er (noch) unter bestimmten Voraussetzungen (Begleitung durch den Therapeuten) dem aktiven Glücksspiel widerstehen kann. Nach mehreren erfolgreichen Übungsdurchgängen kann die Übung auch in der gedanklichen Vorstellung des Patienten (Exposition in sensu) ablaufen. Ebenso eignet sich dieses rein gedankliche (imaginative) Üben als Vorbereitung und Annäherung auf die reale Konfrontation, wenn diese vom Patienten als allzu übermächtig empfunden wird und starke Ängste vor dem Rückfall – auch in Begleitung des Therapeuten – bestehen.

Exposition in sensu

4.3 Wirksamkeit der Methoden

Zur Wirksamkeit von Psychotherapie bei Glücksspielsucht wurden bereits einige Studien durchgeführt. 2012 veröffentlichte die Cochrane Collaboration (Cowlishaw et al., 2012) eine Metaanalyse zu 14 randomisierten kontrollierten klinischen Studien ($N = 1.245$), in der Kognitive Verhaltenstherapie (KVT) mit anderen Therapieformen (motivationale Gesprächsführung, integrative Ansätze und ein anderes Verfahren) verglichen wurden. Hierbei zeigte sich die KVT den anderen Therapieformen hinsichtlich Effizienz überlegen. Im Vergleich zu den Kontrollprobanden wiesen Patienten aus der KVT-Bedingung nach der Therapie eine verringerte Symptomschwere auf. Außerdem hatten sich die finanziellen Verluste durch das Glücksspiel sowie die Spielhäufigkeit verringert. Nach der Therapie erfüllten in der KVT-Bedingung weniger Patienten die Diagnose pathologisches Glücksspiel verglichen mit der Kontrollbedingung. Angst- und Depressionssymptome waren ebenfalls reduziert.

Metaanalyse

4.4 Probleme bei der Durchführung

Patienten haben häufig Schwierigkeiten, physiologisch-biologische Anteile bei sich zu erkennen. Daher muss der Therapeut die Patienten durch gezielte Fragen dafür sensibilisieren. Eine praktikable Beispielfrage wäre: „Wie würden Sie sich als Typen beschreiben?“ Bei der Verhaltensanalyse kann außerdem das Problem entstehen, dass sich Patienten teilweise nicht auf die Verlangenssituation vor dem Konsum, sondern auf die Konsumsituation selbst beziehen. Somit ist es wichtig, im Voraus hervorzuheben, dass es um die Verlangenssituation geht. Sollte es den Patienten schwerfallen, zwischen Gedanken und Gefühlen zu unterscheiden, kann dieser Unterschied anhand eines Patientenbeispiels geklärt werden.

Verhaltensanalyse der Verlangenssituation

Für die Expositionssitzung ist besonders zu beachten, dass im Nachhinein ein gesteigertes Spielverlangen möglich ist. Der Therapeut muss diese erhöhte Rückfallwahrscheinlichkeit mit dem Patienten besprechen und ihn anhand eines Notfallplans (z. B. mittels Notfallkärtchen) auf eine derartige Situation vorbereiten.

5 Internetsucht

Im Folgenden wird auf das Vorgehen bei der Diagnostik und Behandlung der Internetsucht eingegangen.

5.1 Diagnostik und Indikation

5.1.1 Anamnese und Zielvereinbarung

Wie in den Kapiteln zur Komorbidität und Differenzialdiagnostik dargestellt, kommt einer ausführlichen diagnostischen Abklärung bei Patienten, die sich wegen exzessiver Internetnutzung vorstellen, ein hoher Stellenwert zu. Es wird sehr häufig der Fall sein, dass sich Patienten nicht zwangsläufig wegen der ausufernden Nutzungszeiten in Behandlung begeben, sondern stattdessen ein breit gefächertes Spektrum an Problemlagen schildern.

Prokrastination und Einsamkeit

Nicht selten leiden Patienten unter Prokrastinationstendenzen mit Schwierigkeiten, sich zu disziplinieren und wichtige Abgabefristen selbstorganisiert einzuhalten. Die exzessive Internetnutzung bietet ihnen die dysfunktionale Möglichkeit, unangenehme Aufgaben zu verdrängen und diese über einen oftmals sehr langen Zeitraum aufzuschieben. Wichtige berufliche und private Lebensziele werden so nachhaltig behindert. Auch Einsamkeitsgefühle in Verbindung mit depressiven Verstimmungen können weitere Präsentiersymptome sein. Daneben zeigt sich, dass weitere Problemlagen eng mit Internetsucht assoziiert sein können (vgl. Kasten).

Mit Internetsucht assoziierte Problembereiche

- Motivationsdefizite
- Schlafstörungen
- Konzentrationsschwächen
- Selbstwertproblematik
- Schuldgefühle
- Zukunftsängste

Im Einzelfall kann stark variieren, ob der Patient die oben genannten Probleme mit der exzessiven Internetnutzung in Zusammenhang bringt oder nicht. Trotz Wahrnehmung eines Zusammenhangs werden die exzessiven Nutzungszeiten oft eher als sekundärer Ausdruck denn als ursächlicher Faktor für die Symptome aufgefasst.

Kausale Beziehung zwischen exzessivem Internetkonsum und anderen Symptomen klären

Es steht außer Frage, dass ein wichtiges Ziel in der Anamnese lauten muss, die kausale Beziehung zwischen dem exzessiven Verhalten und den dargestellten Symptomen zu klären. Wie in früheren Kapiteln beschrieben, kann es sein, dass die exzessiven Nutzungszeiten lediglich ein Ausdruck der aufgeführten Probleme sind und somit nicht im engeren Sinne von einer suchtartigen Nutzung gesprochen werden muss. Dennoch sei erinnert, dass ein wichtiger Aspekt von Suchtverhalten auch immer das Auftreten von kognitiven Verzerrungen darstellt und dass Betroffene die mangelnde Kontrolle über das eigene Nutzungsverhalten fälschlicherweise oft auf andere Umstände attribuieren (z. B. „Ich spiele zu viel, weil ich eben ein fauler Mensch bin und es mir schwerfällt, Dinge anzupacken"). Zwar klingt es auf den ersten Blick plausibel, dass andere Faktoren für den Konsum verantwortlich zeichnen, jedoch sollte niemals vorschnell ausgeschlossen werden, dass es das Suchtverhalten selbst war, das zu weiteren Problemlagen geführt hat. In jedem Fall wird angeraten, bei Patienten, die sich wegen der oben genannten Problemlagen vorstellen, stets auch das Mediennutzungsverhalten zu explorieren.

Die eigentliche Diagnostik der Internetsucht sollte auf den vorgeschlagenen Kriterien (vgl. Kap. 1.2) fußen. Ideal ist eine Kombination aus Fragebögen und einer standardisierten Abfrage der Kernkriterien über klinische Interviews. Zentral ist auch die Eingrenzung der suchtartig genutzten Internetanwendung, also die Spezifizierung der Hauptproblematik (z. B. Computerspiele, Soziale Netzwerke, Onlinesex, Online-Shopping).

Merke

Die Eingrenzung der suchtartig genutzten Internetapplikation ist wichtig.

Aktuelle und frühere Nutzungszeiten (sowie die Beachtung von möglichen Verschiebungen innerhalb der Nutzungspräferenz) und Phasen der Abstinenz sollten als zusätzliche Informationen mit Relevanz für die weitere Therapieplanung eingeholt werden. Bei der Anamnese sollte man im Hinterkopf behalten, dass Patienten das eigene Nutzungsveralten nicht unbedingt ausführlich reflektieren und die Selbstangaben zu wichtigen diagnostischen Kriterien (z. B. Craving, Auftreten negativer Konsequenzen und Entzugserscheinungen) sehr subjektiv gefärbt sein können. So empfiehlt es sich beispielsweise, das Auftreten von Entzugserscheinungen anhand einer konkreten Situation der Abstinenz zu explorieren.

Auch kann es von hohem Wert sein, den Patienten einen typischen Tag schildern zu lassen. Hierüber lassen sich wiederkehrende Muster in den Nutzungsgewohnheiten identifizieren. Zudem kann über diese Herangehensweise eine Analyse der mit der Nutzung verbundenen Kognitionen und Emotionen erfolgen und ebenso können Situationen, die das Nutzungsverlangen auslösen, identifiziert werden. Um die gewonnen Informationen zu konkretisieren, empfiehlt sich schon während der probatorischen Phase, dem Patienten ein Verhaltensprotokoll zur Bearbeitung auszuhändigen. Der Patient soll in der Zeit bis zum nächsten Kontakt den Nutzungsverlauf über mehrere Tage dokumentieren und in Bezug auf jede Nutzungsepisode die zugehörige äußere Situation, damit verbundene Kognitionen, Emotionen und körperliche Zustände festhalten. Das vor der Nutzung bestehende Verlangen nach dem Konsum wird auf einer Skala von 0 (nicht vorhanden) bis 100 (maximal vorhanden) abgetragen (vgl. Abb. 11 sowie Vorlage im Anhang, S. 93).

Verhaltensprotokoll

Ausgeprägte Ambivalenz in der Veränderungsmotivation

Wie bei anderen Suchterkrankungen, so ist auch bei der Internetsucht eine ausgeprägte Ambivalenz in der Veränderungsmotivation der Patienten festzustellen. Insbesondere bei jüngeren Klienten, die noch bei den Eltern wohnen, sind es zumeist nicht die Betroffenen selbst, sondern die Eltern, die das Problemverhalten zuerst wahrnehmen. Bei erwachsenen Betroffenen sind es oft äußere Hinweise, die zu einer ersten Auseinandersetzung mit dem dysfunktionalen Verhalten führen. Dies kann etwa die Abmahnung am Arbeitsplatz, die Trennung vom Partner oder die Feststellung der sozialen Isolation sein. In jedem Fall sollte im Rahmen des ersten Kontakts eine Abklärung des Verhältnisses von intrinsischer und extrinsischer Motivation erfolgen und gegebenenfalls sollten motivationsfördernde Techniken zum Einsatz kommen.

Verhaltensprotokoll über Nutzungszeiten und vorausgehende Bedingungen

Situation	→	Gedanken	→	Gefühle	→	Körperliches Empfinden	→	Nutzungsverlangen (0–100)	→	Nutzungszeit (in Min.)
Briefmitteilung über Prüfungstermine		„Wie soll ich das schaffen?"		Unsicherheit, Angst		Aufregung, innere Unruhe, Herzklopfen		80		290

Abbildung 11: Beispiel eines Verhaltensprotokolls über Nutzungszeiten und vorausgehende Bedingungen

Eine derartige Technik, die sich auch in anderen Kontexten bewährt hat, stellt die motivierende Gesprächsführung dar (Miller & Rollnick, 2005). Auch anschauliche Übungen, wie etwa die Imagination der persönlichen Zukunft und damit verbundener Ziele unter Fortführung bzw. unter Veränderung des Problemverhaltens, können wirksame Maßnahmen darstellen.

Merke

Bereits in frühen Phasen des Kontakts sollte eine Abklärung und gegebenenfalls Förderung der intrinsischen Veränderungsmotivation erfolgen. Bisherige Studien deuten auf eine hohe Therapieabbruchrate von Betroffenen hin. Durch die rechtzeitige Etablierung von Compliance können Patienten im therapeutischen Kontext gehalten werden.

Detaillierte Therapiezielformulierung

Die probatorische Phase sollte in der konkreten Formulierung von Therapiezielen ihren Abschluss finden. Neben der Modifikation des Internetnutzungsverhaltens sollten hier auch weitergefasste Therapieziele (z. B. Aufbau bzw. Wiederaufnahme von Hobbys) besprochen werden. Da unter Patienten mit Internetsucht oftmals eine geringe Ausprägung des Persönlichkeitsmerkmals Gewissenhaftigkeit beobachtbar ist (K. W. Müller et al., 2014), sollte darauf geachtet werden, dass Ziele möglichst realistisch und konkret formuliert werden. Das handlungstheoretische Modell von Heckhausen und Heckhausen (2007) kann hier im psychoedukativen Kontext dem Patienten nähergebracht werden, um bei einer optimierten Zielformulierung zu assistieren.

Merke

Bezogen auf suchtartig genutzte Internetanwendungen sollte Abstinenz angestrebt werden.

In Bezug auf die suchtartige Internetnutzung sollte der Patient grundsätzlich auf eine Abstinenz hin orientiert werden. Dies ist nicht dahingehend misszuverstehen, dass jegliche Nutzung des Internets tabu sein sollte, sondern lediglich hinsichtlich der problematisch genutzten Anwendung auf eine Abstinenz zu fokussieren ist.

5.1.2 Indikation

Die Indikation ist weitgehend abhängig von folgenden Punkten, die in der Anamnese eruiert werden sollten:

- Art und Schweregrad komorbider Erkrankungen,
- psychosoziales Funktionsniveau sowie
- Symptomatik der Internetsucht (Chronifizierungsgrad, Abstinenzfähigkeit).

Bei komorbiden Erkrankungen, wie z. B. Persönlichkeitsstörungen, anderen Abhängigkeitserkrankungen, schwerwiegenden Angststörungen oder ausgeprägten depressiven Symptomen, sollte zunächst deren Behandlung erfolgen. Bei leichten depressiven Episoden oder milde ausgeprägten sozialphobischen Anteilen kann die Behandlung im Rahmen der Therapie der Internetsucht integriert werden.

Ambulante vs. stationäre Behandlung

Die Frage nach der Wahl zwischen ambulanter und stationärer Behandlung ist im Fall der Internetsucht nicht einfach zu beantworten. Vor dem Hintergrund der schon erwähnten ausgeprägten Ambivalenz vieler Patienten wirkt die Empfehlung zu einer stationären Therapie nicht selten abschreckend. Dennoch stellt die stationäre Behandlung gerade bei Patienten, deren psychosoziales Umfeld nicht die notwendige Stabilisierung ermöglicht (z. B. Bruch mit der Familie, Verlust des sozialen Netzes, Verlust des Arbeitsplatzes) und bei Patienten, deren Suchtverhalten schon über viele Jahre besteht, ohne dass nennenswerte Phasen der Abstinenz verzeichnet wurden, die Methode der Wahl dar. In jedem Fall sollte nach dem stationären Aufenthalt eine Anbindung an eine ambulante Nachsorgeeinrichtung veranlasst werden.

Eine rein ambulante Intervention hingegen bietet sich bei Patienten mit einer nach wie vor bestehenden psychosozialen Einbindung, einer hoch ausgeprägten Veränderungsmotivation und weniger schweren komorbiden Erkrankungen an. Ein Vorteil der ambulanten Therapie ist darin zu sehen, dass der Patient von Anfang an die Verantwortung für eine selbstregulierte Internetnutzung bzw. Abstinenz übernimmt, therapeutische Strategien unmittelbar in seinem Lebensumfeld erproben kann und Rückfälle bzw. gefährdende Situationen direkt besprochen werden können.

5.2 Darstellung der Therapiemethoden

In der folgenden Darstellung wird insbesondere auf verhaltenstherapeutische Therapietechniken eingegangen, die ersten Studien zufolge eine gute Wirksamkeit aufweisen (Winkler, Dorsing, Rief, Shen & Glombiewski, 2013).

Therapiephasen

Die Psychotherapie der Internetsucht kann in vier Phasen gegliedert werden (Wölfling, Jo, Bengesser, Beutel & Müller, 2013):

Diagnostik und Differenzialdiagnostik. In der Phase der Probatorik sollte, wie in Kapitel 1 und 2 beschrieben, eine ausführliche Diagnostik hinsichtlich Beginn und Verlauf des Problemverhaltens, der Art der problematisch genutzten Internetanwendungen und der Ausprägung erlebter Symptome erfolgen. Darüber hinaus ist eine sorgfältige differenzialdiagnostische Beurteilung notwendig.

Motivationsförderung. Hieran schließt sich die Phase der Motivationsförderung an. Durch verschiedene Techniken, wie etwa dem Motivational Interviewing (Miller & Rollnick, 2005), der Erarbeitung von persönlichen Lebenszielen und der Fixierung eines Therapievertrages inklusive anzustrebender proximaler und distaler Therapieziele sollte beim Patienten eine Identifikation mit der Therapie etabliert werden und die Compliance schon zu einem möglichst frühen Zeitpunkt gefördert werden.

Verhaltensmodifikation. Nachdem diese Voraussetzungen geschaffen wurden, kann zur eigentlichen Verhaltensmodifikation übergeleitet werden. Da man bei der Internetsucht davon ausgeht, dass ähnliche Dynamiken zur Entstehung und Aufrechterhaltung beitragen, wie bei anderen Abhängigkeitserkrankungen, kommt der Analyse von auslösenden Faktoren, deren Antezedenzien und Konsequenzen eine wichtige Bedeutung zu. Die Erstellung einer situativen Verhaltensanalyse im Sinne eines SORKC-Modells (Margraf & Schneider, 2009) stellt hier ein nützliches Instrument dar, um external-situative und internale Auslöser zu identifizieren, die zum Erleben von Nutzungsverlangen und der Ausführung des Problemverhaltens führen. In diesem Zusammenhang identifizierte dysfunktionale Gedanken und Erwartungen (z. B. „Nur im Internet bin ich in der Lage, der zu sein, der ich wirklich sein will") sollten im Sinne des kognitiven Umstrukturierens kritisch hinterfragt, geprüft und sukzessive in funktionale Annahmen überführt werden.

Situative Verhaltensanalyse: SORKC-Modell

Auch die Anwendung psychoedukativer Therapiebausteine ist ein zentraler Faktor. Ziel sollte es sein, ein für den Patienten individuelles Störungsmodell zu erstellen, welches auf einer Metaebene die drei Einflussfaktoren der Suchtgenese (personale Einflüsse, Wirkungsweise des Suchtverhaltens und Sozialisation) berücksichtigt und über die Vermittlung störungsspezifischer Kenntnisse - wie z.B. das Modell der drei Teufelskreise der Sucht (Küfner & Bühringer, 1996) ergänzt wird (vgl. Abb. 12).

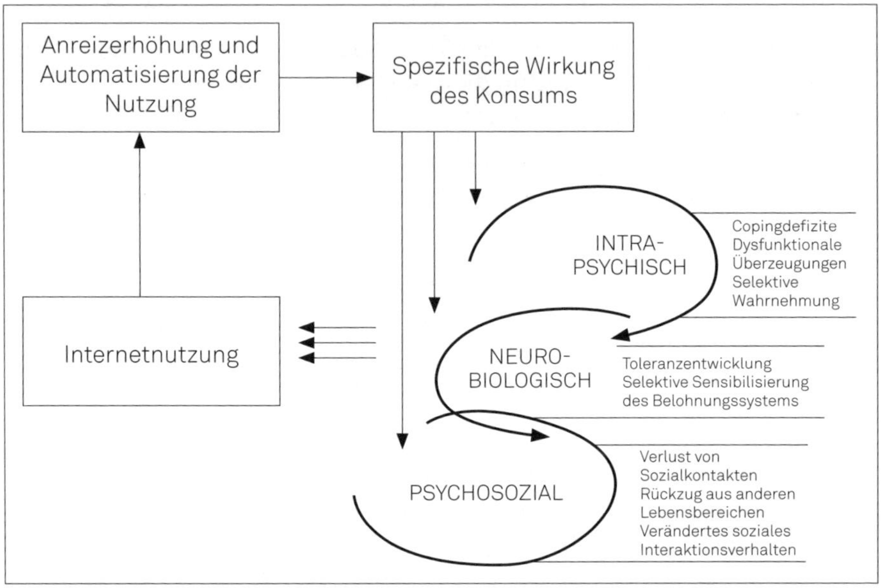

Abbildung 12: Psychoedukation bei Internetsucht – Die drei Teufelskreise der Sucht (modifiziert nach Küfner & Bühringer, 1996)

Ziel ist es, dem Patienten vertiefte Kenntnisse über das Störungsbild zu vermitteln (Stichwort: den Patienten zum Experten für seine Erkrankung machen) und dadurch das Problemverhalten zu etwas Erklärbarem und Konkretem werden zu lassen. Zudem können - basierend auf dem individuellen Störungsmodell - erste Ableitungen für die abschließende Phase der Rückfallprophylaxe getroffen werden.

Expositionsübungen

Rückfallprophylaxe. Die Rückfallprophylaxe kann mit Expositionstechniken eingeleitet werden. Das Element der kontrollierten Exposition, d.h. der angeleiteten Konfrontation des Betroffenen mit Reizen, die in Zusammenhang mit der Auslösung des Konsumverlangens stehen, und der daran anschließenden Reaktionsverhinderung, hat sich in der Behandlung von Abhängigkeitserkrankungen bewährt. Während der Exposition, die sich graduiert vollziehen sollte (bspw. zunächst in sensu, danach in vivo), wird der Patient instruiert, die Stärke des Verlangens nach der Nutzung auf einer Skala von 0 (nicht vorhanden) bis 100 (maximal vorhanden) zu beziffern. Zusätzlich werden auftretende Gefühle, Erwartungen und Gedanken laut verbalisiert und vom Therapeuten protokolliert. Die Expositionssituation sollte erst dann kontrolliert verlassen werden, wenn der Patient ein deutliches Absinken des Nutzungsverhaltens benennt. In der Nachbesprechung kann die Erstellung von sog. Notfallkarten angeregt werden. Hier notiert der Patient möglichst Ich-nahe Gründe, die für die Aufrechterhaltung einer Abstinenz auch in Verführungssituationen sprechen. Der Patient wird angewiesen, die Notfallkarte möglichst stets bei sich (z.B. in der Geldbörse) zu führen, um in kritischen Situationen einen Unterbrecherreiz verfügbar zu haben, der den über eine längere Zeit gelernten Reiz-Reaktionsautomatismus (konditionierter Reiz → Nutzungsverlangen → automatisierte Verhaltensausführung) unterbricht und dem Patienten Zeit für eine elaborierte kognitive Bewertung der Situation einräumt.

Neben diesen Techniken sollte zudem Erkenntnissen aus der Forschung Rechnung getragen werden. Hier werden immer wieder Problemlagen im Bereich sozialer Unsicherheit in Zusammenhang mit einer paranoiden Grundhaltung, erhöhter Stressanfälligkeit bzw. dysfunktionaler Bewältigungsstile und mangelnder Kompetenzen im Bereich der Emotionsregulation aufgeführt. Zur Behandlung dieser Aspekte, die als aufrechterhaltende Faktoren begriffen werden können, bieten sich Elemente aus sozialen Kompetenztrainings, Stressbewältigungstrainings und Übungen zur Emotionsdiskrimination an.

Einbezug des familiären Umfelds bei Jugendlichen

Jugendliche. Grundsätzlich sind die beschriebenen Therapietechniken auch für den Einsatz im Jugendbereich geeignet, wobei darauf geachtet werden sollte, jugendgerechte Materialien (z.B. Einsatz von Gefühlssternen zur Identifikation von konsumassoziierten Emotionen) zu verwenden.

Merke

Bei Jugendlichen sollte das familiäre Umfeld in den therapeutischen Prozess eingebunden werden.

Die Forschung im Bereich Internetsucht deutet an, dass in Familien mit einem Betroffenen oft dysfunktionale Kommunikationsmuster und ein beeinträchtigtes Familienklima bestehen. Durch die Analyse und Modifikation derartiger Kommunikationsstile kann das Familiensystem entlastet bzw. stabilisiert werden, was sich positiv auf den Therapieerfolg auswirken kann.

5.3 Wirkungsweise der Methoden

Das Feld der Psychotherapie der Internetsucht ist noch zu jung, als dass verlässliche empirische Daten über die genauen Wirkungsweisen der vorgeschlagenen Methoden verfügbar wären. Da sich jedoch deutliche Parallelen zwischen Internetsucht und anderen Suchterkrankungen abzeichnen und beispielsweise ähnliche neurobiologische Verarbeitungsmechanismen und neurochemische Dysregulationen nachgewiesen wurden, darf angenommen werden, dass Therapieelemente, die sich etwa in der Behandlung des pathologischen Glücksspiels bewährt haben, auf die Internetsucht übertragbar sind.

Merke

Aus lerntheoretischer Sicht stellt Internetsucht ein erlerntes dysfunktionales Verhalten dar, welches über klassische und operante Konditionierungsprozesse initiiert und konsolidiert wurde.

Ziel einer verhaltenstherapeutischen Intervention sollte demnach sein, Auslöser, die für das Nutzungsverlangen maßgeblich sind, zu identifizieren und dem Betroffenen neue Strategien an die Hand zu geben, um auf diese Situationen zu reagieren, ohne in alte Gewohnheitsmuster zu verfallen. Das dysfunktionale Verhalten muss also Schritt für Schritt wieder verlernt werden. Ob entsprechende neuropsychologische Trainings (z. B. Approach-Avoidance-Tasks), die auf eine bessere Verhaltenskontrolle und Löschung automatischer Assoziationen abzielen und die bereits mit einigem Erfolg bei der Therapie der Alkoholabhängigkeit erprobt wurden, auch bei Internetsucht eingesetzt werden können, muss die Zukunft zeigen.

5.4 Effektivität und Prognose

Merke

Klinische Evidenz zur Wirksamkeit psychotherapeutischer Verfahren bei Internetsucht ist derzeit nur sehr eingeschränkt vorhanden.

Kognitiv-behaviorale Interventionen und multimodale Therapieansätze sind vielversprechend

Eine Übersichtsarbeit von King et al. (2012) ergab, dass kaum eine der bislang veröffentlichten Arbeiten auf ganzer Linie die geforderten Qualitätsstandards erfüllen konnte. Dennoch lassen die Ergebnisse einzelner Studien den vorläufigen Schluss zu, dass kognitiv-behaviorale Interventionen sowie multimodale Therapieansätze als vielversprechend zu betrachten sind (Winkler et al., 2013). Zusätzlich deuten erste Daten zur Psychopharmakotherapie (Methylphenidat, Selektive Serotonin-Wiederaufnahmehemmer) eine Wirksamkeit an.

Auch die Ergebnisse der bislang einzigen Metaanalyse zu verschiedenen Interventionsformen bei Internetsucht bescheinigen insbesondere kognitiv-behavioralen Ansätzen eine gute Wirksamkeit (Winkler et al., 2013). In ihrer Arbeit berücksichtigten die Autoren 16 klinische Studien, in denen unterschiedliche Therapieverfahren (inklusive drei psychopharmakologischer Studien) zur Anwendung kamen. Sowohl für die psychotherapeutischen, als auch pharmakologischen Verfahren ermittelten Winkler und Kollegen (Winkler et al., 2013) gute bis sehr gute Effektstärken. Innerhalb der psychotherapeutischen Verfahren waren es die kognitiv-behavioral ausgerichteten Programme, die signifikant höhere Effektstärken aufwiesen. Ähnliches war hinsichtlich der Effekte auf assoziierte psychische Symptome (Depressivität, Angstsymptome) zu vermerken, wo sich ebenfalls verhaltenstherapeutische Ansätze als überlegen erwiesen.

Gute bis sehr gute Wirksamkeit verhaltenstherapeutischer Behandlungen

Merke

Als großer Mangel muss das Fehlen von empirisch überprüften standardisierten Behandlungsmanualen angesehen werden.

Wölfling und Kollegen (Wölfling et al., 2013) haben für den ambulanten Bereich ein Therapiemanual, welches auf kognitiv-behavioralen Techniken beruht, veröffentlicht. Eine erste Wirksamkeitsüberprüfung wurde an einer Stichprobe von 37 männlichen Patienten durchgeführt. Es zeigte sich, dass sich nach der Kurzzeittherapie die Symptome der Internetsucht signifikant abmilderten und auch psychosoziale Symptome, insbesondere Depressivität, Zwanghaftigkeit und Unsicherheit im Sozialkontakt deutlich rückläufig waren. Weiter erwies sich, dass mit 30 % der Anteil an Patienten, der die Therapie vorzeitig abbrach, vergleichsweise hoch ausfiel. Als Prädiktoren für das Ansprechen auf die Therapie erwiesen sich eine höhere Schulbildung, sowie höhere Werte im Persönlichkeitsfaktor Offenheit (Wölfling, Beutel, Dreier & Müller, 2014).

Die bisherigen Bemühungen, die Wirksamkeit therapeutischer Verfahren empirisch zu untermauern, sind eindeutig begrüßenswert, jedoch ist die vorliegende Befundlage derzeit noch weit davon entfernt, belastbare Ergebnisse zu liefern. Gerade was die Stabilität von Therapieerfolgen anbetrifft, ist noch großer Forschungsbedarf offensichtlich. Aus diesem Grunde lassen sich derzeit noch keine Aussagen darüber treffen, wie hoch die zu erwartenden Rückfallquoten der Patienten ausfallen. Aufgrund der bereits erwähnten Ähnlichkeit zwischen Internetsucht und pathologischem Glücksspiel lässt sich jedoch erahnen, dass diese als hoch zu bezeichnen sein dürften.

5.5 Varianten der Methode und Kombinationen

Angesichts des erwähnten Mangels an klinischen Studien zur Therapiewirksamkeit lässt sich derzeit nicht exakt sagen, ob bzw. inwieweit eine Kombination von therapeutischen Strategien, wie etwa zwischen Psychotherapie und Psychopharmakotherapie sinnvoll ist. Aus klinisch-theoretischer Betrachtung heraus erscheint es jedoch sinnvoll, internetsüchtige Patienten mit einer ausgeprägten depressiven Symptomatik oder Angststörung begleitend mit Medikamenten (z. B. SSRIs) zu behandeln. Inwieweit sich Anti-Craving-Substanzen als weitere unterstützende Maßnahmen bewähren, muss bis auf weiteres unbeantwortet bleiben. Studien zum phänomenologisch sehr ähnlichen pathologischen Glücksspiel legen jedoch nahe, dass hier möglicherweise von positiven Effekten auszugehen ist.

Kombination aus Einzel- und Gruppentherapie empfohlen

Eine Kombination aus Einzel- und Gruppentherapie – sowohl bei Jugendlichen, als auch bei Erwachsenen – wird von vielen Behandlern als ratsam erachtet. Als Grund hierfür wird die erlebte Gruppenkohäsion innerhalb geschlossener therapeutischer Gruppen benannt, die Möglichkeit des Lernens am Modell (ambivalente Patienten erlernen funktionale Verhaltensweisen von abstinenten Mitpatienten), sowie die Wiedereingewöhnung in soziale Gruppen unter Verwendung direkter Kommunikation.

5.6 Probleme bei der Durchführung

Es wurde bereits erwähnt, dass die Veränderungsmotivation bei Betroffenen mit Internetsucht erheblich variieren kann. Dies ist teilweise auch auf bestehende kognitive Verzerrungen (erlaubniserteilende Kognitionen) und Kontrollillusionen zurückzuführen, die bei Betroffenen die Fehleinschätzung erwecken können, das Nutzungsverhalten eigentlich selbst steuern bzw. dosieren zu können. Somit verwundert es nicht weiter, dass sich die Abbruchraten auf etwa 19 % belaufen (Winkler et al., 2013).

Bei manchen Patienten besteht zudem das Risiko, dass nach einer erfolgreich umgesetzten Abstinenz vom Konsumverhalten eine zuvor kaschierte psychische Problematik in den Vordergrund tritt. Bei vielen Suchtpatienten ist davon auszugehen, dass das abhängige Verhalten die Funktion hat, andere Problemlagen zu regulieren. Durch den plötzlichen Verlust dieser externen Instanz kann es in Einzelfällen zu einer psychischen Dekompensation kommen. Aus diesem Grunde sollte in der Probatorik auch eine gewissenhafte Abklärung komorbider Störungen erfolgen, die unter Umständen eine vorgeschaltete Intervention erforderlich machen.

Rückfälle thematisieren

Speziell im ambulanten Setting sollte auf die Angemessenheit der Rahmenbedingungen geachtet werden. Trotz der psychotherapeutischen Intervention und einer hohen Veränderungsmotivation kann es dazu kommen, dass Patienten nicht dazu in der Lage sind, den zuvor erarbeiteten Abstinenzplan umzusetzen. Grundsätzlich sind Rückfälle als Bestandteil der Therapie anzusehen, die in den therapeutischen Rahmen integriert werden können. Tritt derartiges Rückfallgeschehen hingegen wiederholt auf, sollte gemeinsam mit dem Patienten überlegt werden, die ambulante Therapie auszusetzen und eine stationäre Maßnahme ins Auge zu fassen.

6 Fallbeispiel: Internetsucht

In einer auf Substanzabhängigkeiten spezialisierten psychosozialen Beratungsstelle stellt sich ein 24-jähriger Mann vor. Als Grund für die Terminvereinbarung gibt er an, dass er vor etwa zwei Jahren damit begonnen habe, ein Online-Computerspiel auszuprobieren, welches ihm von einem Kommilitonen empfohlen worden war. Im Laufe der Zeit habe sich die Nutzung dieses Spiels auf ein aktuell exzessives Niveau von neun Stunden täglich gesteigert. In diesem Zusammenhang seien die Fortschritte des Patienten in seinem Studium stagniert, er habe wichtige Zwischenprüfungen nicht angetreten oder nicht bestehen können und habe somit den Eindruck „auf der Stelle zu treten". Den Patienten belaste überdies, dass es ihm nicht gelingen wolle, den Umfang der Computerspielnutzung zu reduzieren. Er habe diesbezüglich schon mehrere Anläufe unternommen, jedoch hätten sich diese Phasen der Abstinenz zumeist auf wenige Tage beschränkt oder er sei in dieser Zeit auf Spiele, die er über das Smartphone nutzen könne, umgestiegen. Dies habe zwar zu einer Reduktion der online verbrachten Zeit geführt, jedoch hätte der Patient begonnen, für In-Game-Käufe immer höhere Geldbeträge aufzuwenden, die sein schmales Budget schnell erschöpft hätten. Auch diesbezüglich sei ihm sein Verhalten unbegreiflich. Es sei ihm zu jedem Zeitpunkt klar gewesen, dass der Zukauf von virtuellen Gütern im Spiel keinerlei greifbaren Mehrwert für ihn hätte. Nichtsdestotrotz habe er sich in diesem Zusammenhang nur schwer zügeln können und in der Rückschau betrachtet unverantwortlich hohe Geldsummen ausgegeben. Zum Zeitpunkt der Erstvorstellung sei es ihm zwar gelungen, gegenüber den Smartphone-Spielen eine seit etwa sechs Monaten bestehende Abstinenz aufrechtzuerhalten, jedoch bleibe nach wie vor das Problem der exzessiven Nutzung des Online-Spiels. Der Entschluss, sich externe Hilfe bei der Reduktion der Nutzungszeiten auf ein „vertretbares Maß" zu suchen, sei zwar schon seit einer ganzen Weile als vage Idee vorhanden gewesen, den Ausschlag habe letztendlich das Versäumen eines wichtigen Abgabetermins für eine Seminararbeit an der Universität gegeben. Für die Ausfertigung dieser Arbeit habe sich der Patient zuvor eine bestimmte Woche vorgemerkt. Am Wochenende zuvor habe er so viel gespielt wie schon seit Langem nicht mehr; die Nutzung habe auch die Nacht eingeschlossen. Am darauffolgenden Tag sei er so erschöpft und unkonzentriert gewesen, dass er den Beginn für die Arbeit um einen Tag verschoben habe. Tags darauf habe er einige Hintergrundrecherchen zu dem Seminarthema betrieben und sich „als Belohnung" für diese getane Arbeit erlaubt, sich kurz in das Computerspiel einzuloggen, was erneut zu einem exzessiven Entgleiten der Spielzeiten geführt habe. Als Reaktion darauf habe der Patient alle Zuversicht, die Arbeit noch rechtzeitig abgeben zu können, fahren lassen. Die in der Folge erlebten Selbstvorwürfe und Gefühle von Unzulänglichkeit habe er dadurch verdrängt, dass er sich im Spiel „vergraben" und tagelang die Wohnung nicht verlassen habe.

Als Ziel benennt der Patient, wieder bewusste Kontrolle über das Computerspielverhalten ausüben zu können und nur dann zu spielen, wenn andere, wichtigere Aufgaben erledigt seien. Als vorrangige Ziele erachte der Patient, seinen Studienplatz zu behalten und endlich die schon lange angestrebten Voraussetzungen für das Ablegen der Zwischenprüfung zu erfüllen. Weiterführende Ziele stellen für ihn eine Dezentralisierung des PCs dar, was zum Beispiel auch die Wiederaufnahme früherer Hobbies, sowie die Erhöhung sozialer Aktivitäten einschließe.

Die weiterführende Exploration der Symptome einer Computerspielsucht erbrachte, dass bei dem Patienten die Kriterien für eine suchtartige Nutzung erfüllt waren. Die Nutzung des Computerspiels direkt nach dem Aufstehen, sowie die gedankliche Beschäftigung mit spielrelevanten Inhalten auch außerhalb der aktiven Nutzung sprachen für eine starke Eingenommenheit vom Verhalten. Die im zeitlichen Verlauf berichtete Steigerung der Nutzungshäufigkeit, der im Spiel verbrachten Zeit und der Nutzung weiterer Online-Spiele zur Beibehaltung der gewünschten Effekte konnte im Sinne der Toleranzentwicklung gedeutet werden. Die zurückliegenden erfolglosen Versuche der Konsumreduktion bzw. der Einleitung einer Abstinenz, sowie die Unfähigkeit, sich aus dem Spiel zu lösen, wurden als Ausdruck eines Kontrollverlusts angesehen. Daneben war eine Fortführung des Verhaltens trotz damit verbundener negativer Konsequenzen, insbesondere hinsichtlich der akademischen Leistungen und des finanziellen Bereichs, feststellbar. Die Nutzung des Computerspiels zu Zwecken der Emotionsregulation, etwa nach dem Feststellen, die Abgabefrist nicht mehr einhalten zu können, bestätigte sich ebenfalls. Im weiteren Verlauf des Gesprächs gab der Patient zudem an, früher als wichtig erachtete Lebensbereiche vernachlässigt zu haben (Interessenverlust) und auch den Kontakt zu seinem früheren Freundeskreis zeitweise komplett abgebrochen zu haben (Gefährdung wichtiger zwischenmenschlicher Beziehungen). Gegenüber den Eltern, die ihm monatlich einen finanziellen Zuschuss für das Studium gewährten, habe er zudem bewusst verschleiert, wie sehr er im Studium hinterherhinke. Auch über sein aktuell exzessives Computerspielverhalten habe er sie im Unklaren gelassen, wodurch auch das Kriterium der Verheimlichung des Konsums erfüllt ist.

Die diagnostische Exploration weiterer psychischer Erkrankungen blieb ohne weiteren Befund. Einzig Symptome, die auf eine aktuelle depressive Verstimmung hindeuten, konnten festgestellt werden. Hierunter zählten etwa eine mäßig ausgeprägte Niedergeschlagenheit, Gefühle der Perspektivlosigkeit sowie Anzeichen eines verminderten Antriebs. Anzeichen für eine manifeste Angststörung konnten nicht gefunden werden.

In der Sozialanamnese gab der Patient an, sich nach dem Abitur für das Studium Maschinenbau eingeschrieben zu haben und zu diesem Zweck aus dem zu weit entfernten Elternhaus ausgezogen zu sein. Er habe im ersten Semester zunächst in einer Wohngemeinschaft gelebt, sich jedoch bald um ein eigenes Apartment gekümmert. Der Kontakt zu seinen damaligen Mitbewohnern habe zwar auch gute Seiten gehabt, jedoch habe sich der Patient häufig eingeengt gefühlt und das Bedürfnis nach mehr Ruhe und Rückzugsmöglichkeiten erlebt. Eine Partnerschaft führe er derzeit nicht. Gegen Ende der Schulzeit habe er eine feste Freundin gehabt, jedoch habe diese Beziehung nicht lange angehalten, sodass man nach dem Abitur getrennter Wege gegangen sei. Der Wunsch nach einer neuen Partnerschaft bestehe bei dem Patienten seit Längerem, jedoch fühle er sich in dieser Hinsicht unbeholfen und wenig erfahren, was die wenigen sich bietenden Gelegenheiten zur Kontaktaufnahme zusätzlich erschwere.

In der biografischen Anamnese zum Mediennutzungsverhalten zeigte sich, dass der Patient schon von klein auf einen sehr regelmäßigen Umgang mit Medien gepflegt hat. Vor deren Trennung seien beide Elternteile berufstätig gewesen und er habe schon früh eine eigene Spielkonsole besessen, die er zumindest tagsüber relativ unbeschränkt nutzen durfte. Gemeinsame Familienunternehmungen seien selten gewesen, obgleich der Patient stets ein gutes Verhältnis zu seinen Eltern hatte. Im Alter von etwa 15 Jahren habe das Computerspielverhalten bereits exzessive Züge angenommen und zu Schwierigkeiten in der Schule geführt. Nach Rücksprache mit der Schulleitung habe man sich damals entschlossen, eine Klasse zu wiederholen und zusätzlich Nachhilfeunterricht in Anspruch zu nehmen. In der neuen Klasse habe sich der Patient bald recht gut integriert gefühlt und sich allmählich einen kleinen Freundeskreis aufbauen können. Mit seinem Freundeskreis habe man zwar auch gelegentlich gemeinsam an der Konsole gespielt, jedoch sei seine allgemeine Nutzungsintensität ab diesem Zeitpunkt deutlich geringer geworden.

Obgleich in den folgenden Jahren ab und an kürzere Phasen des intensiven Computerspielens zu verzeichnen gewesen seien, habe sich der Patient insgesamt sehr wohl gefühlt, weiterhin viel mit seinem Freundeskreis unternommen und als Hobby für sich Schlagzeugspielen entdeckt. Es sei damals auch zu ersten Annäherungen zum anderen Geschlecht gekommen und in der Schule hätte sich die Situation weiter entspannt. Entsprechend habe er das

Abitur mit einer für ihn zufriedenstellenden Note abgeschlossen und sich relativ rasch für ein Studium des Maschinenbaus entschieden.

Der Umzug in die neue Stadt sei für den Patienten eine Herausforderung gewesen, ebenso wie die ungewohnte Selbstständigkeit. In der Universität habe er schnell einsehen müssen, dass ihm der Aufbau neuer Sozialkontakte nicht gut gelingen wolle und gleichzeitig dünnte sich der Kontakt zu seinem alten Freundeskreis immer weiter aus. Insbesondere die Selbstorganisation sei zusätzlich ein Punkt gewesen, der dem Patienten nicht leichtgefallen sei. Er habe an so Vieles denken und so Vieles beachten müssen, dass er manchmal komplett den Überblick verloren habe. Um sich vor allem abends und am Wochenende die Zeit zu vertreiben sei er schließlich auf das aktuell exzessiv genutzte Online-Computerspiel gestoßen, dessen Nutzung zum Zeitpunkt der Erstvorstellung außer Kontrolle geraten sei.

Nach einer etwa vierwöchigen Wartezeit startete der Patient nach zwei probatorischen Einzelsitzungen eine ambulante Gruppentherapie zur Behandlung von Computerspiel- und Internetsucht und konnte diese erfolgreich und abstinent von problematischer PC-Nutzung beenden. Als individuelle problematische Nutzungsmuster identifizierte der Patient Online-Computerspiele, Spiele auf der Konsole und *casual-games* auf dem Smartphone. Während des ambulanten Behandlungsprogramms nahm der Patient regelmäßig an den Gruppen- und Einzelsitzungen teil. Er erschien zu den meisten anberaumten Terminen pünktlich und mit zunehmend ausgeprägter Eigenmotivation. In den verhaltenstherapeutisch orientierten Gruppengesprächen identifizierte der Patient auslösende und aufrechterhaltende Bedingungen seines pathologischen Internetverhaltens und lernte diese im Alltag besser wahrzunehmen und suchtgefährdende Situationen zu erkennen. Klärungsorientiert wurden hierzu auch die Biografie des Patienten und vor allem die exzessiven Spielphasen im Jugendalter gemeinsam mit dem Therapeuten bearbeitet. Handlungsorientiert wurden mit dem Patienten unterschiedliche – zum Suchtverhalten alternative – Verhaltensweisen erarbeitet (z. B. Sport, aktive Erweiterung des Freundeskreises). Diese konnte er in der Zeit zwischen den Therapiesitzungen ausprobieren und schließlich auch mehr und mehr in sein alltägliches Verhaltensrepertoire übernehmen. Im Verlauf der wöchentlich stattfindenden Gruppentherapie berichtete der Patient von einer deutlichen Reduzierung der wöchentlichen Spielzeiten, sowie einer gesteigerten Zuversicht, die Kontrolle über sein Internetverhalten zurückzugewinnen und die Abstinenz von den oben erwähnten Spielen zu erreichen. Unterstützt durch die Gruppenmitglieder und den Therapeuten suchte der Patient nach individuellen Lösungen und Strategien, um in rückfallgefährdenden Situationen (z. B. plötzlich auftretendes unwiderstehliches Verlangen) abstinent zu bleiben. Der Patient stellte im Verlauf der Gruppentherapie fest, dass die depressiven Begleit- und Folgesymptome der Suchterkrankung für ihn mehr und mehr in den Hintergrund rückten. Als initialen Veränderungsschritt erlebte der Patient die in der dritten Gruppensitzung gestartete sechswöchige Komplettabstinenz von der Internetnutzung (inklusive des Verzichts auf Internetanbindung im Smartphone) die zeitgleich mit allen Gruppenmitgliedern initiiert wurde. Dieser Schritt, der zuvor für ihn angstbesetzt und „nicht vorstellbar" war, sorgte im Nachhinein für ein gestärktes Selbstbewusstsein auf der Handlungsebene. Die Wiederetablierung einer geordneten Tagesstruktur und die (Wieder-) Aufnahme sozialer Kontakte, die der Patient zuvor vernachlässigt hatte, waren erst durch den Verzicht auf das als Hauptproblem identifizierte Computerspielverhalten möglich geworden.

Am Ende der Therapie entschied sich der Patient für die Zukunft die Komplettabstinenz für das Computerspielverhalten auf allen Ebenen (Konsole, stationärer PC, Smartphone) dauerhaft beizubehalten. Als private Internetnutzungszeit (die kein Spielverhalten vorsieht) legte der Patient für sich ein Zeitfenster von 35 Minuten pro Tag fest, wobei er sich dazu entschied, die gewünschte Nutzung für diesen privaten Rahmen zuvor inhaltlich festzulegen (v. a. Recherche, Kommunikation). Der leistungs- und berufsbezogene Rahmen war von dieser Regelung nicht tangiert – der Patient entschied sich jedoch diese Tätigkeiten nur noch „unter sozialer Kontrolle" (Bibliothek der Universität) auszuüben, um möglichen Rückfallgefahren im häuslichen Umfeld von vorn herein entgegenzuwirken.

7 Weiterführende Literatur

Bergmann, W. & Hüther, G. (2006). *Computersüchtig* (3. Aufl.). Düsseldorf: Walter.

Mann, K. (Hrsg.). (2014). *Verhaltenssüchte. Grundlagen, Diagnostik, Therapie, Prävention.* Berlin: Springer.

Meyer, G. & Bachmann, M. (2000). *Spielsucht. Ursachen und Therapie.* Heidelberg: Springer.

Müller, A., de Zwaan, M. & Mitchell, J. E. (2008). *Pathologisches Kaufen: Ein kognitiv-verhaltenstherapeutisches Therapiemanual.* Köln: Deutscher Ärzte-Verlag.

Müller, A. & Mitchell, J. E. (Eds.) (2011). *Compulsive buying. Clinical Foundations and Treatment.* New York: Routledge.

Müller, K. (2013). *Spielwiese Internet. Sucht ohne Suchtmittel.* Heidelberg Berlin: Springer Spektrum.

Wölfling, K., Jo, C., Bengesser, I., Beutel, M. E. & Müller, K. W. (2013). *Computerspiel- und Internetsucht – Ein kognitiv-behaviorales Behandlungsmanual.* Stuttgart: Kohlhammer.

8 Literatur

American Psychiatric Association. (1987). *Diagnostic and Statistical Manual of mental disorders* (revised 3rd ed). Washington DC: American Psychiatric Press.

American Psychiatric Association. (2000). *Diagnostic and Statistical Manual of mental disorders* (4th ed.). Washington, DC: American Psychiatric Association.

American Psychiatric Association. (2013). *Diagnostic and Statistical Manual of mental disorders* (5th ed.). Arlington, VA: American Psychiatric Press.

American Psychiatric Association. (2015) *Diagnostische und Statistisches Manual Psychischer Störungen DSM-5* (dt. Ausgabe hrsg. von Falkai, P. et al.). Göttingen: Hogrefe.

Bilke-Hentsch, O., Wölfling, K. & Batra, A. (2014). *Praxishandbuch Verhaltenssucht*. Stuttgart: Thieme.

Bischof, G., Bischof, A., Meyer, C., John, U. & Rumpf, H.-J. (2013). *Prävalenz der Internetabhängigkeit - Diagnostik und Risikoprofile* (PINTA-DIARI). Kompaktbericht. Verfügbar unter: https://www.bundesgesundheitsministerium.de/fileadmin/Dateien/5_Publikationen/Drogen_und_Sucht/Berichte/PINTA-DIAR_Kompaktbericht_final_140813.pdf

Brand, M., Young, K. S., Laier, C., Wölfling, K. & Potenza, M. N. (2016). Integrating psychological and neurobiological considerations regarding the development and maintenance of specific Internet-use disorders: An Interaction of Person-Affect-Cognition-Execution (I-PACE) model. *Neuroscience and Biobehavioral Review, 71,* 252–266. http://doi.org/10.1016/j.neubiorev.2016.08.033

Braun, B., Ludwig, M., Sleczka, P., Buhringer, G. & Kraus, L. (2014). Gamblers seeking treatment: Who does and who doesn't? *Journal of Behavioral Addictions, 3* (3), 189–198. http://doi.org/10.1556/JBA.3.2014.3.7

Carli, V., Durkee, T., Wasserman, D., Hadlaczky, G., Despalins, R., Kramarz, E. et al. (2013). The association between pathological internet use and comorbid psychopathology: a systematic review. *Psychopathology, 46* (1), 1–13. http://doi.org/10.1159/000337971

Chang, F. C., Chiu, C. H., Lee, C. M., Chen, P. H. & Miao, N. F. (2014). Predictors of the initiation and persistence of internet addiction among adolescents in Taiwan. *Addictive Behaviors, 39* (10), 1434–1440. http://doi.org/10.1016/j.addbeh.2014.05.010

Cowlishaw, S., Merkouris, S., Dowling, N., Anderson, C., Jackson, A. & Thomas, S. (2012). Psychological therapies for pathological and problem gambling. *Cochrane Database of Systemtativ Review, 11,* CD008937. http://doi.org/10.1002/14651858.CD008937.pub2

Custer, R. (1987). The diagnosis and scope of pathological gambling. In T. Galski (Ed.), *The handbook of pathological gambling*. Springfield, IL: Thomas.

Dreier, M., Wölfling, K. & Beutel, M. E. (2014). Internetsucht bei Jugendlichen. *Monatsschrift Kinderheilkunde, 162* (6), 496–502.

First, M. B., Spitzer, R. L., Gibbon, M. & Williams, J. B. W. (2002). *Structured Clinical Interview for DSM-IV-TR axis I disorders, research version, non-patient edition (SCID-I/NP).* New York: Biometrics Research, New York State Psychiatric Institute.

Gentile, D. A., Choo, H., Liau, A., Sim, T., Li, D., Fung, D. & Khoo, A. (2011). Pathological video game use among youths: a two-year longitudinal study. *Pediatrics, 127* (2), e319–329. http://doi.org/10.1542/peds.2010-1353

Götestam, K. G., Johansson, A., Wenzel, H. G. & Simonsen, I. E. (2004). Validation of the lie/bet screen for pathological gambling on two normal population data sets. *Psychol Reports, 95* (3 Pt 1), 1009–1013. http://doi.org/10.2466/pr0.95.3.1009-1013

Grüsser, S. M. & Albrecht, U. (2007). *Rien ne va plus - Wenn Glücksspiele Leiden schaffen.* Bern: Huber.

Grüsser, S. M. & Thalemann, C.N. (2006). *Verhaltenssucht.* Bern: Huber.

Grüsser, S. M. & Wölfing, K. (2003). Drogenverlangen - ein integrativer psychologischer Erklärungsansatz. *Suchtmedizin, 5,* 167–170.

Heckhausen, J. & Heckhausen, H. (2007). *Motivation und Handeln* (3. Aufl.). Berlin: Springer.

Johnson, E. E., Hamer, R., Nora, R. M., Tan, B., Eistenstein, N. & Englehart, C. (1997). The lie/bet questionnaire for screening pathological gamblers. *Psychological Reports, 80* (1), 83–88.

Kellett, S. & Bolton, J. V. (2009). Compulsive buying: a cognitive-behavioural model. *Clinical Psychology and Psychotherapy, 16* (2), 83–99. http://doi.org/10.1002/cpp.585

King, D. L., Delfabbro, P. H., Griffiths, M. D. & Gradisar, M. (2012). Cognitive-behavioral approaches to outpatient treatment of internet addiction in children and adolescents. *Journal of Clinical Psychology, 68* (11), 1185–1195. http://doi.org/10.1002/jclp.21918

Ko, C. H., Yen, J. Y., Chen, S. H., Wang, P. W., Chen, C. S. & Yen, C. F. (2014). Evaluation of the diagnostic criteria of Internet gaming disorder in the DSM-5 among young adults in Taiwan. *Journal of Psychiatric Research, 53,* 103–110. http://doi.org/10.1016/j.jpsychires.2014.02.008

Kraepelin, E. (1909). *Psychiatrie. Ein Lehrbuch für Studierende und Ärzte.* Leipzig: Barth.

Küfner, H. & Bühringer, G. (1996). Drogen- und Medikamentenabhängigkeit: Missbrauch und Abhängigkeit von illegalen Drogen und Medikamenten. In K. Hahlweg & A. Ehlers (Eds.), *Psychologische Störungen und ihre Behandlungen* (S. 513–588). Göttingen: Hogrefe.

Lam, L. T., Peng, Z. W., Mai, J. C. & Jing, J. (2009). Factors associated with Internet addiction among adolescents. *CyberPsychology & Behavior, 12* (5), 551–555. http://doi.org/10.1089/cpb.2009.0036

Lindenmeyer, J. (2005). Behandlung von Alkoholabhängigkeit: „Ich habe kein Verlangen" - Cue reactivity bei Alkoholabhängigen. In P. Neudeck & H.-U. Wittchen (Eds.), *Konfrontationstherapie bei psychischen Störungen: Theorie und Praxis* (S. 201–226). Göttingen: Hogrefe.

Maraz, A., Griffiths, M. D. & Demetrovics, Z. (2016). The prevalence of compulsive buying: a meta-analysis. *Addiction, 111* (3), 408–419. http://doi.org/10.1111/add.13223

Margraf, J. & Schneider, S. (2009). *Lehrbuch der Verhaltenstherapie* (3. Aufl.). Heidelberg: Springer.

McElroy, S. L., Keck, P. E., Jr., Pope, H. G., Jr., Smith, J. M. & Strakowski, S. M. (1994). Compulsive buying: a report of 20 cases. *Journal of Clinical Psychiatry, 55* (6), 242–248.

Meerkerk, G. J., Van Den Eijnden, R. J., Vermulst, A. A. & Garretsen, H. F. (2009). The Compulsive Internet Use Scale (CIUS): some psychometric properties. *CyberPsychology & Behavior, 12* (1), 1–6.

Meyer, C., Rumpf, H. J., Kreuzer, A., de Brito, S., Glorius, S., Jeske, C. et al. (2011). *Pathologisches Glücksspielen und Epidemiologie (PAGE): Entstehung, Komorbidität, Remission und Behandlung. Endbericht an das Hessische Ministerium des Inneren und für Sport.* Greifswald: Universität Greifswald und Lübeck: Universität Lübeck. Verfügbar unter: http://www.jogoremoto.pt/docs/extra/FooxpP.pdf

Meyer, G. & Bachmann, M. (2000). *Spielsucht - Ursachen und Therapie.* Heidelberg: Springer.

Miller, W. R. & Rollnick, S. (2005). *Motivierende Gesprächsführung* (2., vollständig überarb. Aufl.). Freiburg: Lambertus Verlag.

Mueller, A., Mitchell, J. E., Crosby, R. D., Gefeller, O., Faber, R. J., Martin, A. et al. (2010). Estimated prevalence of compulsive buying in Germany and its association with sociodemographic characteristics and depressive symptoms. *Psychiatry Research, 180* (2–3), 137–142. http://doi.org/10.1016/j.psychres.2009.12.001

Mueller, A., Mueller, U., Silbermann, A., Reinecker, H., Bleich, S., Mitchell, J. E. & de Zwaan, M. (2008). A randomized, controlled trial of group cognitive-behavioral therapy for compulsive buying disorder: posttreatment and 6-month follow-up results. *Journal of Clinical Psychiatry, 69* (7), 1131–1138.

Müller, A., de Zwaan, M. & Mitchell, J. E. (2008). *Pathologisches Kaufen: Ein kognitiv-verhaltenstherapeutisches Therapiemanual.* Köln: Deutscher Ärzte-Verlag.

Müller, A., Mitchell, J. E. & de Zwaan, M. (2015). Compulsive buying. *American Journal on Addictions, 24* (2), 132–137. http://doi.org/10.1111/ajad.12111

Müller, A., Trotzke, P., Mitchell, J. E., de Zwaan, M. & Brand, M. (2015). The Pathological Buying Screener: Development and Psychometric Properties of a New Screening Instrument for the Assessment of Pathological Buying Symptoms. *PLoS One, 10* (10), e0141094. http://doi.org/10.1371/journal.pone.0141094

Müller, K. W., Beutel, M. E. & Wölfling, K. (2014). A contribution to the clinical characterization of Internet addiction in a sample of treatment seekers: validity of assessment, severity of psychopathology and type of co-morbidity. *Comprehensive Psychiatry, 55* (4), 770–777. http://doi.org/10.1016/j.comppsych.2014.01.010

Müller, K. W., Dreier, M., Duven, E., Giralt, S., Beutel, M.E. & Wölfling, K. (2014). *Abschlussbericht zur Studie Konsum von Glücksspielen bei Kindern und Jugendlichen: Verbreitung und Prävention.* Verfügbar unter: https://www.mgepa.nrw.de/mediapool/pdf/gesundheit/Gluecksspiel_Abschlussbericht.pdf

Müller, K. W., Dreier, M. & Wölfling, K. (2016). Excessive and addictive use of the internet – prevalence, related contents, predictors, and psychological consequences. In L. Reinecke & M. B. Oliver (Eds.), *The Roudledge Handbook of Media Use and Well-Being* (pp. 223–236). New York: Routledge.

Müller, K. W., Glaesmer, H., Brähler, E., Wölfling, K. & Beutel, M. E. (2014). Internet addiction in the general population. Results from a German population-based survey. *Behaviour and Information Technology, 33,* 757–766.

Müller, K. W., Janikian, M., Dreier, M., Wölfling, K., Beutel, M. E., Tzavara, C. (2015). Regular gaming behavior and internet gaming disorder in European adolescents: results from a cross-national representative survey of prevalence, predictors, and psychopathological correlates. *European Child & Adolescent Psychiatry, 24* (5), 565–574. http://doi.org/10.1007/s00787-014-0611-2

Müller-Spahn, F. & Margraf, J. (2003). *Wenn Spielen pathologisch wird.* Basel: Karger.

Pallanti, S., Bernardi, S., Quercioli, L., DeCaria, C. & Hollander, E. (2006). Serotonin dysfunction in pathological gamblers: increased prolactin response to oral m-CPP versus placebo. *CNS Spectrums, 11* (12), 956–964.

Petry, J. & Jahrreiss, R. (1999). Stationäre medizinische Rehabilitation von „Pathologischen Glücksspielern“: Differentialdiagnostik und Behandlungsindikation. Kurzfassung des abschließenden Forschungsberichtes an den Verband Deutscher Rentenversicherungsträger. *Deutsche Rentenversicherung, 3,* 196–218.

Raab, G., Neuner, M., Reisch, L. A. & Scherhorn, G. (2005). *Screeningverfahren zur Erhebung von kompensatorischem und süchtigem Kaufverhalten (SKSK). Ein Testmanual.* Göttingen: Hogrefe.

Rehbein, F., Kleimann, M. & Mössle, T. (2010). Prevalence and risk factors of video game dependency in adolescence: results of a German nationwide survey. *CyberPsychology, Behavior and Social Networking, 13* (3), 269–277.

Robinson, T. E. & Berridge, K. C. (2008). Review. The incentive sensitization theory of addiction: some current issues. Philosophigal Transactions of the Royal Society of London. *Series B, Biological Sciences, 363* (1507), 3137–3146. http://doi.org/10.1098/rstb.2008.0093

Rumpf, H. J., Vermulst, A. A., Bischof, A., Kastirke, N., Gurtler, D., Bischof, G. et al. (2014). Occurrence of internet addiction in a general population sample: a latent class analysis. *European Addiction Research, 20* (4), 159–166. http://doi.org/10.1159/000354321

Sharpe, L. (2002). A reformulated cognitive-behavioral model of problem gambling. A biopsychosocial perspective. *Clinical Psychology Review, 22* (1), 1–25.

Weintraub, D., Koester, J., Potenza, M. N., Siderowf, A. D., Stacy, M., Voon, V. et al. (2010). Impulse control disorders in Parkinson disease: a cross-sectional study of 3090 patients. *Archives of Neurology, 67* (5), 589–595. http://doi.org/10.1001/archneurol.2010.65

Winkler, A., Dorsing, B., Rief, W., Shen, Y. & Glombiewski, J. A. (2013). Treatment of internet addiction: a meta-analysis. *Clincal Psychology Review, 33* (2), 317–329. http://doi.org/10.1016/j.cpr.2012.12.005

Wölfling, K., Beutel, M. E., Dreier, M. & Müller, K. W. (2014). Treatment outcomes in patients with internet addiction: a clinical pilot study on the effects of a cognitive-behavioral therapy program. *Biomed Research International*, ID 425924. http://doi.org/10.1155/2014/425924

Wölfling, K., Beutel, M. E. & Müller, K. W. (2012). Construction of a standardized clinical interview to assess internet addiction: first findings regarding the usefulness of AICA-C. *Journal of Addiction Research and Therapy, S6:003.* http://doi.org/10.4172/2155-6105.S6-003

Wölfling, K., Jo, C., Bengesser, I., Beutel, M. E. & Müller, K. W. (2013). *Computerspiel- und Internetsucht – Ein kognitiv-behaviorales Behandlungsmanual.* Stuttgart: Kohlhammer.

Wölfling, K., Müller, K. & Beutel, M. (2010). Diagnostische Testverfahren: Skala zum Onlinesuchtverhalten bei Erwachsenen (OSVe-S). In T. Mücken, A. Teske, F. Rehbein & B. te Wildt (Hrsg.), *Prävention, Diagnostik und Therapie von Computerspielabhängigkeit* (pp. 212–215). Lengerich: Pabst Science Publishers.

Wölfling, K., Müller, K. W. & Beutel, M. (2011). Reliabilität und Validität der Skala zum Computerspielverhalten (CSV-S) [Reliability and validity of the Scale for the Assessment of Pathological Computer-Gaming (CSV-S)]. *Psychotherapie, Psychosomatik, medizinische Psychologie, 61* (5), 216–224. http://doi.org/10.1055/s-0030-1263145

World Health Organization (WHO). (1992). *International Classification of Diseases (ICD-10): clinical descriptions and diagnostic guidelines.* Geneva: World Health Organization.

Young, K. S. (1998). Internet addiction: the emergence of a new clinical disorder. *CyberPsychology & Behavior, 1,* 237–244.

9 Anhang

Arbeitsblatt: Selbstkonzept

Bitte tragen Sie Kommentare zu Ihrer Person in jede Kategorie des Arbeitsblattes ein. Versuchen Sie, sowohl positive als auch negative Aspekte zu formulieren.

Meine körperliche Erscheinung/mein Äußeres:

____

____

Wie verhalte ich mich anderen gegenüber? Wie bin ich in Beziehungen?

____

____

Wie beschreibe ich meine Persönlichkeit?

____

____

Wie sehen andere mich?

____

____

Wie erledige ich meine Arbeit, meinen Job?

____

____

Wie erledige ich meine Alltagsaufgaben?

____

____

Wie ist meine psychische/seelische Verfassung?

____

____

Wie geht es mir in den Bereichen Freundschaft/Partnerschaft/Liebe/Sexualität?

____

____

Kaufprotokoll

Wochentag **Datum** **Uhrzeit**	**Situation** (a) Geschäft, Kaufhaus o. Ä.; (b) Internet; (c) TV; (d) Katalog; (e) Markt, Basar o. Ä.	**Stärke des Kaufver-langens** (1 bis 100)	**Gedanken** Was haben Sie in dieser Situation gedacht?	**Gefühle** Was haben Sie in dieser Situation gefühlt?	**Bestellte/gekaufte Ware(n)**	**Preis in Euro**

Wochenprotokoll zum Glücksspielverhalten

Datum Situation	**Gedanken** Was haben Sie in dieser Situation gedacht?	**Gefühle** Was haben Sie in dieser Situation gefühlt?	**Körperliches Empfinden** Was haben Sie in dieser Situation körperlich wahrgenommen?	**Stärke des Verlangens nach dem Spiel** (0 bis 100)	**Verhalten** Welches Verhalten haben Sie alternativ zum Glücksspiel durchgeführt?	**Glücksspielverhalten oder glücksspielnahes Verhalten** Waren Sie spielen bzw. haben Sie Spielorte aufgesucht und Spieler beobachtet? Wenn ja: Wie lange und/oder welcher Einsatz?

Verhaltensanalyse des Glücksspielverhaltens

Situation	➡	**Person**	➡	**Glücksspielverhalten**	➡	**Konsequenz**
				Gedanken		Nachlassen negativer Zustände (kurzfristig):
				Gefühle		Erlangen positiver Zustände (kurzfristig):
				Körperliches Empfinden		Eintreten negativer Zustände (langfristig):
				Verhalten		Nachlassen positiver Zustände (langfristig):

Das individuelle Entstehungsmodell: TRIAS-Modell

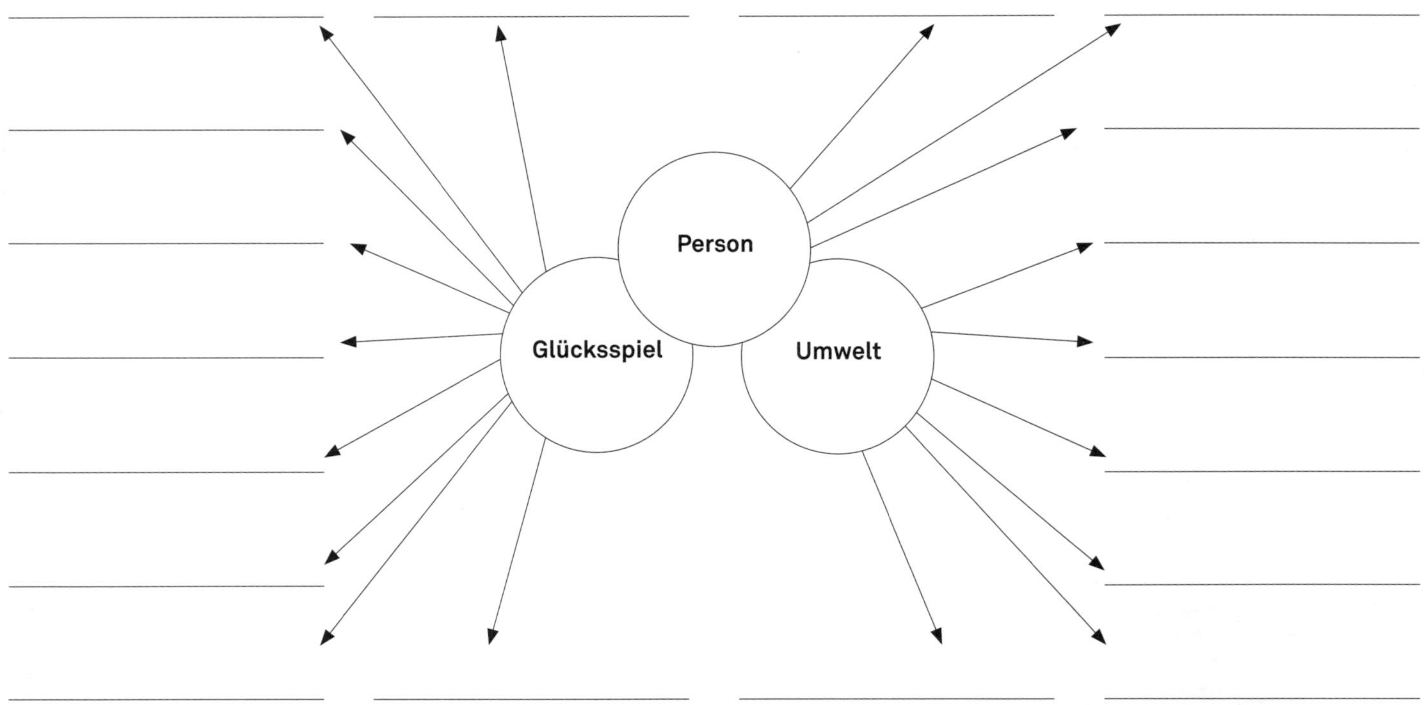

Verhaltensprotokoll über Nutzungszeiten und vorausgehende Bedingungen

Situation	→	Gedanken	→	Gefühle	→	Körperliches Empfinden	→	Nutzungsverlangen (0–100)	→	Nutzungszeit (in Min.)

Einstiegsfragen zur Exploration von pathologischem Kaufen

- Haben Sie schon oft Dinge gekauft, von denen Sie hinterher festgestellt haben, dass Sie sie gar nicht benötigen?
- Kreisen Ihre Gedanken oft ums Thema Kaufen?
- Kommt es oft vor, dass Sie Dinge, die Sie gekauft haben, kaum oder vielleicht sogar gar nicht benutzt haben?
- Kommt es oft vor, dass Sie etwas, das Sie gekauft haben, nicht auspacken, weil Sie es vergessen haben?
- Hat sich schon einmal jemand darüber beschwert, dass Sie zu viel kaufen oder dass Sie zu viel Geld ausgeben?
- Hatten Sie schon einmal finanzielle Probleme oder sind schon einmal Konflikte mit Angehörigen/Freunden aufgetreten, weil Sie etwas gekauft haben, obwohl Sie eigentlich nicht genügend Geld dafür hatten oder obwohl das Geld für etwas anderes gedacht war?
- Haben Sie sich schon öfter Geld geborgt, um etwas kaufen zu können?

Falls eine Frage mit „Ja“ beantwortet wird:

- Bitte beschreiben Sie mir das näher. Passiert es des Öfteren, dass Sie viel länger als geplant einkaufen oder dass Sie viel mehr Geld als ursprünglich geplant ausgeben?

Beispielfragen zur Exploration von pathologischem Glücksspiel

- Welche Glücksspielform nutzen Sie hauptsächlich?
- Haben Sie, seitdem Sie regelmäßig spielen, Ihre Einsätze oder Ihre Spieldauer deutlich erhöht? Sind Sie zunehmend häufiger Spielen gewesen?
- Haben Sie jemals erfolglos versucht, Ihr Spielverhalten zu kontrollieren oder zu reduzieren?
- Kennen Sie Gefühle von innerer Unruhe oder Gereiztheit, wenn Sie nicht oder weniger spielen?
- Haben Sie Spielschulden? Wenn ja, in welcher Höhe?
- Haben Sie Schlafstörungen oder können schlecht einschlafen, weil Sie über Ihr Spielverhalten oder mögliche Spielschulden grübeln?
- Haben Sie schon öfter die Idee gehabt, gezielt Geld beim Glücksspiel einzusetzen, um zuvor verlorenes Geld wieder zurückzugewinnen?
- Haben Sie aufgrund des Spielens Ihre Ausbildung, Ihren Arbeitsplatz oder Ihre berufliche Karriere gefährdet? Haben Sie beispielsweise Fehlzeiten wegen des Glücksspielens angehäuft?
- Können Sie sich an Ihren ersten „großen Gewinn" erinnern? War dieser vor dem 18. Lebensjahr?
- Haben Sie Ihre Spieleinsätze und/oder die Zeit zum Spielen jemals erhöhen müssen, um eine gleichbleibende Zufriedenheit beim Spielen zu erleben?
- Haben Sie das Spielen schon einmal dafür genutzt, sich von Problemen abzulenken oder um unangenehme Gefühlszustände (z.B. Stress, Angst oder Schuldgefühle) zu verringern?
- Haben Sie wegen Ihres Spielverhaltens jemals nennenswerte Probleme und/oder dauerhafte Schwierigkeiten mit Familienangehörigen oder Freuden bekommen?
- Haben Sie Ihren Angehörigen, Freunden oder anderen Personen schon mehrmals nicht die Wahrheit über Ihre Spielzeiten oder die Höhe der Spieleinsätze/-verluste gesagt?

- Haben Sie schon einmal Dinge, die mit dem Spielen in Verbindung stehen, vor Ihren Angehörigen, Freunden oder anderen Personen versteckt?
- Haben Sie sich je Geld geliehen, um spielen zu können (z. B. von Angehörigen, Freunden, einer Bank)?
- Waren Sie durch das Spielen schon einmal in einer finanziell schwierigen Lage und haben sich Geld geliehen, um dies abzuwenden (z. B. von Angehörigen, Freunden, einer Bank)?
- Haben Sie jemals Geld entwendet oder sich auf unerlaubte Art und Weise Geld besorgt, um weiterspielen zu können/Ihr Spiel zu finanzieren (z. B. gefälschte oder ungedeckte Schecks ausgestellt, Geld unterschlagen etc.)?